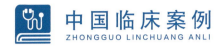
中国临床案例
ZHONGGUO LINCHUANG ANLI

上消化道早癌放大内镜精查图谱

刘志国　陈光勇　王　雷　李晓波　主　编

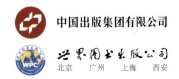

中国出版集团有限公司

世界图书出版公司
北京　广州　上海　西安

图书在版编目（CIP）数据

上消化道早癌放大内镜精查图谱 / 刘志国等主编 .
北京 : 世界图书出版有限公司北京分公司 , 2025.3.
ISBN 978-7-5232-2015-3

Ⅰ . R735.04-64

中国国家版本馆 CIP 数据核字第 20256H3C82 号

书　　名	上消化道早癌放大内镜精查图谱 SHANGXIAOHUADAO ZAOAI FANGDANEIJING JINGCHA TUPU
主　　编	刘志国　陈光勇　王　雷　李晓波
总 策 划	吴　迪
责任编辑	刘梦娜
特约编辑	李东雪
出版发行	世界图书出版有限公司北京分公司
地　　址	北京市东城区朝内大街 137 号
邮　　编	100010
电　　话	010-64033507（总编室）　0431-80787855　13894825720（售后）
网　　址	http://www.wpcbj.com.cn
邮　　箱	wpcbjst@vip.163.com
销　　售	新华书店及各大平台
印　　刷	长春市印尚印务有限公司
开　　本	787 mm×1092 mm　1/16
印　　张	11
字　　数	192 千字
版　　次	2025 年 3 月第 1 版
印　　次	2025 年 3 月第 1 次印刷
国际书号	ISBN 978-7-5232-2015-3
定　　价	166.00 元

《上消化道早癌放大内镜精查图谱》
编委会

主　编

刘志国	空军军医大学第一附属医院
陈光勇	首都医科大学附属北京友谊医院
王　雷	南京大学医学院附属鼓楼医院
李晓波	上海交通大学医学院附属仁济医院

副主编

金木兰	首都医科大学附属北京朝阳医院
彭廷发	武警四川省总队医院
逯艳艳	青海省人民医院
王　雨	西安市中心医院
赵文婕	山西省煤炭中心医院

编　委
（按姓氏笔画排序）

于　劲	重庆市人民医院
于卫华	空军军医大学第一附属医院
马颖才	青海省人民医院
王军凯	许昌市中心医院
王选桐	山西省煤炭中心医院
王鹏飞	兰州大学第二医院

史立伟　　重庆市人民医院

乔京贵　　西安高新医院

庄　坤　　西安市中心医院

刘小艳　　山西省煤炭中心医院

刘芝兰　　青海省人民医院

刘武松　　四川省肿瘤医院

许少策　　兰州大学第二医院

孙小雅　　山西省人民医院

李亚其　　河南省人民医院

李春媚　　攀枝花市中心医院

杨旭丹　　四川省人民医院

余　珊　　攀枝花市中心医院

汪　嵘　　山西省人民医院

宋　瑛　　西安高新医院

张龙杰　　许昌市中心医院

张梦岚　　青海省人民医院

张维森　　贵州医科大学附属医院

张博江　　西安高新医院

陈　辉　　空军军医大学第一附属医院

周也涵　　四川省肿瘤医院

屈重霄　　山西省人民医院

胡　晓　　四川省人民医院

段淑芬　　许昌市中心医院

姜　歆　　重庆市人民医院

姜媛媛　　郑州市中心医院

胥光热　　四川省人民医院

柴丽丽　　西安市中心医院

徐丽东　　郑州市中心医院

高汉青　　郑州市中心医院

雷宇峰　　山西省煤炭中心医院

翟利琴　　山西省人民医院

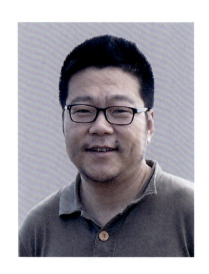

　　刘志国，空军军医大学第一附属医院副教授，副主任医师，硕士生导师。兼任中华医学会消化内镜学分会委员兼食管疾病协作组副组长，陕西省医师协会消化内镜医师分会副会长、消化医师分会总干事。

　　擅长消化道肿瘤及癌前病变的内镜治疗。2014年入选美国消化疾病周内镜世界杯。曾在Gastro 2013、全国早癌会、全国内镜会等大会进行内镜操作演示，在美国消化疾病周、欧洲消化疾病周受邀大会报告。

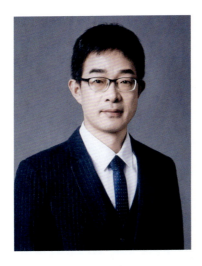

　　陈光勇，主任医师，副教授，硕士生导师，首都医科大学附属北京友谊医院病理科主任。兼任中华医学会北京病理学分会第十一届委员会副主任委员、秘书长，北京中西医结合学会第一届病理专业委员会主任委员，北京市西城区病理专业质量控制和改进中心主任委员，中国医师协会消化医师分会消化病理专业委员会主任委员，中华医学会消化内镜学分会病理协作组副组长，中华医学会消化病学分会消化病理协作组副组长，中国医学装备协会病理装备分会消化学组组长。

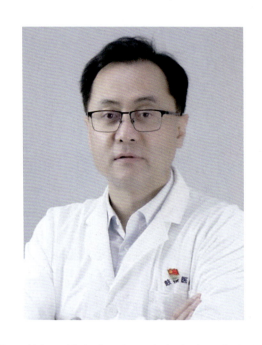

　　王雷，主任医师，教授，博士生导师，南京大学医学院附属鼓楼医院消化内科主任。兼任中华医学会消化内镜学分会委员，江苏省医学会消化内镜学分会候任主任委员，南京医学会消化内镜学分会主任委员，中国抗癌协会肿瘤内镜专业委员会常务委员。

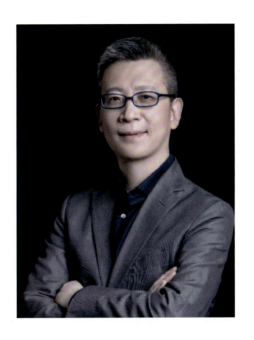

李晓波，主任医师，教授，硕士生导师，上海交通大学医学院附属仁济医院消化科副主任、消化内镜中心主任。兼任中国抗癌协会内镜学组委员，全国消化内镜学会早癌协作组委员，上海市消化内镜学会副主任委员、早癌协作组组长。

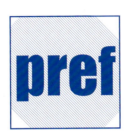

前　言

　　2023 年，奥林巴斯公司组织了多名在消化道早癌内镜诊治方面经验丰富的中西部内镜医生，针对上消化道放大内镜的使用进行了探讨，并形成了《上消化道肿瘤高危人群放大内镜检查中西部专家意见》。为了更好地辅助刚刚进入消化道早癌诊治领域的年轻医生，我们根据此次专家意见的内容，收集了使用放大内镜进行食管及胃早癌诊断的病例，组织了多次临床内镜病理联合讨论，优中选优，将最具代表性的病例编成病例集图谱，以期能够更好地体现放大内镜在消化道早癌诊治中的价值。

　　此病例集图谱的汇编得到了青海省人民医院逯艳艳、西安市中心医院王雨、武警四川省总队医院彭廷发和山西省煤炭中心医院赵文婕等众多同仁的大力支持，他们不仅与各位投稿医生直接对接，还担负了大量的文字性工作，并以青年导师的身份为重点病例做了点评，这对本书的顺利完成提供了最为重要的支持和保障。同时，也对提供高质量病例的各位医生和参加病例讨论及审核的各位专家一并感谢。

　　这本病例集图谱不仅可以作为消化道早癌初学者的参考书，也反映了中西部内镜医生在这个领域的专业水平。相信随着内镜技术的进步和设备的升级，我们在早癌诊治的路上会越走越好！

编　者

2024 年 3 月

放大内镜在上消化道早癌诊断中的作用

　　近年来，放大内镜设备在临床上的应用日益广泛，其在病变诊断中的价值也得到了越来越多临床医生的认可。以下内容将结合本次收录的上消化道早癌病例，对放大内镜的诊断价值进行详细梳理。

一、放大内镜在病变性质诊断方面的作用

　　放大内镜可以通过对微血管和微表面结构的观察提供对病变性质的诊断，这是放大内镜在临床工作中最为重要的诊断价值。对于一个在内镜下仅表现为不规则浅凹陷的小病灶，白光和窄带成像（narrow band imaging，NBI）都无法明确病变的性质（图1A、图1B），但在NBI放大下则可以看到明显的微血管不规则排列、血管管径的粗细变化、走行的各异，而这些血管的微细变化局限在一个特定的区域，即存在边界性，这是我们判断肿瘤性病变的重要支持证据（图1C）。根据放大内镜的判断，可进行靶向活检，或直接考虑内镜下切除。放大内镜相当于在另一个维度提供了对病变性质的判断，因而对临床工作具有非常重要的价值。

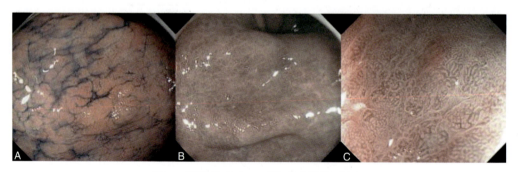

图1　攀枝花市中心医院余珊提供病例

　　在病变性质的诊断上，排除非肿瘤性病变同样重要，如图2所示，在白光及NBI下病变呈现发红的0-Ⅱa＋Ⅱc型改变，很容易做出肿瘤性病变的诊断（图2A、图2B），但在NBI放大下可见血管缺乏明显异型性，病变边界呈现自然的过渡（图2C），自然会考虑到非肿瘤性病变的诊断。虽然病变不能完全排除肿瘤性诊断，但辅以活检病理则会考虑对该病例进行观察而不是切除。

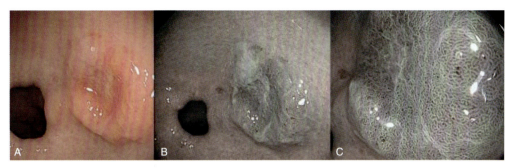

图 2 西安市中心医院王雨提供病例

更复杂的情况出现在具有萎缩肠化背景或单纯伴有胃窦疣状改变的病例上,内镜下可见大量的发红区域,这些区域可能是肿瘤,也可能是单纯的肠化,如何区分一直是临床诊断上的难点。放大内镜结合 NBI 很好地解决了这个问题,尽管非放大下这些病变难以鉴别,但运用低倍放大时,可以快速且有效地识别肿瘤性变化,即那些具有典型微血管形态改变的病灶,实现对病变性质的准确诊断(图 3)。

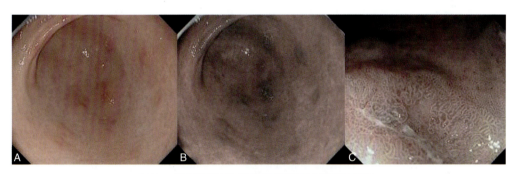

图 3 武警四川省总队医院彭廷发提供病例

食管病变在内镜白光和 NBI 下通常呈现发红及棕色区,因此判断性质并不困难,但在特殊情况下放大内镜可能仍有意义。如本病例病变为 0-Ⅱc 型的小病变,其肿瘤性质的诊断并不困难(图 4 A、图 4 B),但 NBI 放大观察其表面结构呈现明显的微乳头样(图 4 C),与常见的食管鳞癌不同,病理可见肿瘤形成类似于腺腔样的结构(图 4 D),不能排除该病变属于罕见类型的食管鳞癌,但由于各方面条件的限制,该病例未能进行进一步免疫组化的辅助判断,因而对其病变的性质还不甚明确,这也是颇为遗憾的地方。

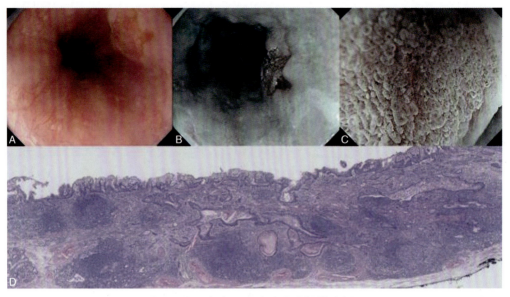

图4　山西省人民医院孙小雅提供病例

二、放大内镜在病变深度诊断方面的作用

在胃早癌的深度诊断中，放大内镜通常被认为意义有限，因为目前还没有明确的阳性征象提示肿瘤深度。然而，放大内镜在评估肿瘤深度方面实际上也有其参考价值，这需要结合病变的非放大诊断综合判断。图5显示的贲门病变在内镜白光下呈表面发红，周围可见类似于黏膜下病变样隆起，仅根据大体形态可能会误判为黏膜下深浸润，从而影响治疗方式的选择。但如果通过NBI放大观察，可见其中心部分的微血管及微结构呈现出结肠腺瘤样的相对比较规则的改变。如果从这个角度考虑，该病变更可能是腺瘤或分化良好的早癌，而在这个仅有1 cm大小的病变中，深层浸润是很难出现的，因此仍可考虑内镜下切除。术后病理分析发现，该病变的隆起主要是由于周围黏膜萎缩不明显及病变处黏膜下层腺体的扩张，这很好地解释了该病变隆起明显的原因，并再次证实了放大内镜的诊断价值。

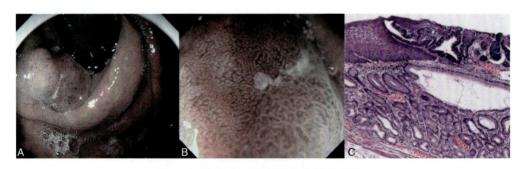

图5　四川省人民医院胥光热提供病例

放大内镜在食管早癌病变深度的评估方面具有更显著的价值。日本食管学会建立了食管浅表癌放大内镜的 JES 分型,将 B1、B2 和 B3 型血管分别用于判断不同浸润深度的病变,其中 B1 型具有非常好的诊断敏感性和特异性,但 B2 型及 B3 型的诊断价值欠佳。目前在病变深度的判断方面,如 B2 型血管范围较大,需要警惕黏膜下浸润的可能性。图 6 的病变在 NBI 下可见范围相对较大的 B2 型血管区域,结合其大体形态隆起的特征,需要考虑深浸润的可能性,但在本例病变中的深浸润也不能排除基底样鳞癌的诊断。对于特殊类型的食管病变,应依据 JES 分型的原理进行判断,而不能教条地使用该分型。本例病变上皮内乳头状毛细血管(intra-epithelial papillary capillary loop, IPCL)在 B2 型血管的基础上呈现稀疏、纤细的形态,更贴近于 R 血管的诊断。

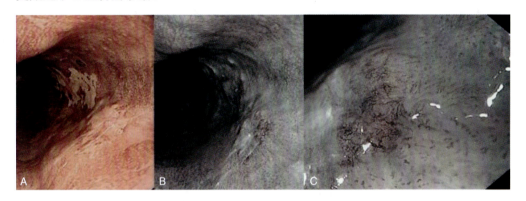

图 6 山西省煤炭中心医院刘小艳提供病例

B2 型血管还有一种比较特殊的类型——B2i 型血管,可能提示较浅的浸润深度。如图 7 所示,病变区域 B2 型血管整体上较粗而密集,血管管径变化不明显,可以诊断为 B2i 型血管,提示浸润并不深,而病变在白光下的隆起及聚集则提示深浸润。内镜下切除后可见隆起最为明显的位置表面是非肿瘤性的血管,黏膜下层隆起是累腺造成的,即食管癌沿黏膜下腺体延伸,在深度判断上应考虑黏膜层的浸润深度。该病变最终判断为黏膜下浸润是由于其他位置的小灶区域出现了黏膜下层的散在浸润(图 7)。

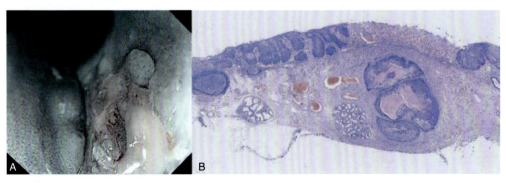

图 7 兰州大学第二医院王鹏飞提供病例

三、放大内镜在病变发现方面的作用

总体而言,放大内镜在病变发现,尤其是胃部病变的发现方面没有显著的帮助。但随着新一代 NBI 图像质量的提高,其在病变发现方面可能有一定的帮助,如图 8 所示,使用低倍放大进行观察有可能在看清楚微血管和微结构的前提下,发现众多发红病灶中的肿瘤性病变。在明显萎缩肠化的背景中,未分化癌的诊断是非常困难的,但在低倍放大下,可以看到病变腺体结构的微型化及缺失,这时就比较容易做出肿瘤性病变的判断。低倍放大可以在保证视野范围的情况下看到表面血管和结构的微细变化,当出现异常时,切换为高倍放大则可以进一步评价观察到的异常是否具有意义。

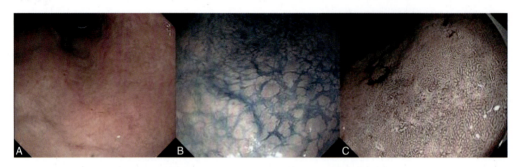

图 8　空军军医大学第一附属医院于卫华提供病例

（陈　辉　陈光勇　刘志国）

目　录

第一章　食管篇

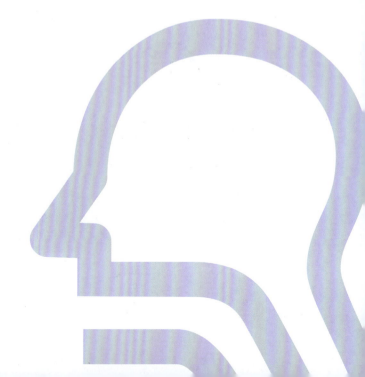

病例 1　食管中段 0－Ⅱa＋Ⅱc

基本信息

病例提供：王鹏飞　许少策　兰州大学第二医院
病例整理：彭廷发　武警四川省总队医院
病例指导：刘志国　空军军医大学第一附属医院
　　　　　　陈光勇　首都医科大学附属北京友谊医院
　　　　　　金木兰　首都医科大学附属北京朝阳医院
病变部位：食管中段
病变形态：0-Ⅱa＋Ⅱc

病史介绍

患者男性，68 岁，无特殊基础病史。上腹部及胸骨后不适 2 个月就诊，胃镜检出食管中段病变，无食管癌及胃癌家族史。

非放大内镜情况

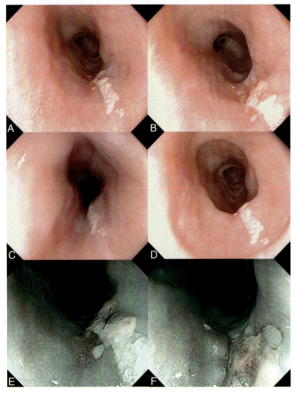

病例 1 图 1

食管距离门齿 29 ～ 31 cm 处见一条索状白色角化物质附着（病例 1 图 1A），其肛侧区域发红，似乎有伪足样的改变（病例 1 图 1B）。食管蠕动明显，在非充分注气时无法完整暴露病变全貌（病例 1 图 1C）。随着蠕动波推进，可见病变口侧端似乎是柔软的。NBI 非放大下观察，口侧部分因角化物质附着，无法看清 IPCL 的异常改变（病例 1 图 1E、病例 1 图 1F）。病变肛侧的部分似有黏膜集中或僵硬感觉（病例 1 图 1D）。

内镜精查

NBI 结合低倍放大，口侧部分因角化物质附着，无法看清 IPCL 的改变（病例 1 图 2A 至病例 1 图 2C、病例 1 图 2E、病例 1 图 2G、病例 1 图 2I）。

病变中段左侧的棕褐色区域，在抵近观察时可以看到扩张的 IPCL（病例 1 图 2D、病例 1 图 2F、病例 1 图 2H、病例 1 图 2J）。

病变中段左侧的放大内镜窄带成像（magnifying endoscopy with NBI，ME-NBI），能看到尚有排列方向的点状 IPCL，呈 B1 型血管改变，中央有一处类似于白色球状物（white globe appearance，WGA）的形态改变（病例 1 图 2F）。

病变肛侧的中央，NBI 下能看到非袢状结构的 B2 型扭曲血管（病例 1 图 2H）。如果按照 JES 定义，那么该区域可能存在黏膜肌层（muscularis mucosa，MM）- 黏膜下层浅层（submucosa 1，SM1）的浸润（病例 1 图 2J），这部分区域的范围在 4～5 mm。

在浸润深度不能很好确定的情况下，进一步进行超声内镜（endoscopic ultrasound，EUS）检查，EUS 提示病变处第一层和第二层结构增厚，第三层结构似乎是不连续的（病例 1 图 2K）。活检病理证实食管癌（病例 1 图 2L）。

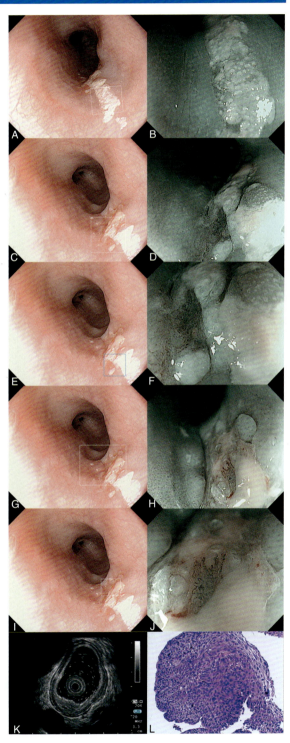

病例 1 图 2

术后标本

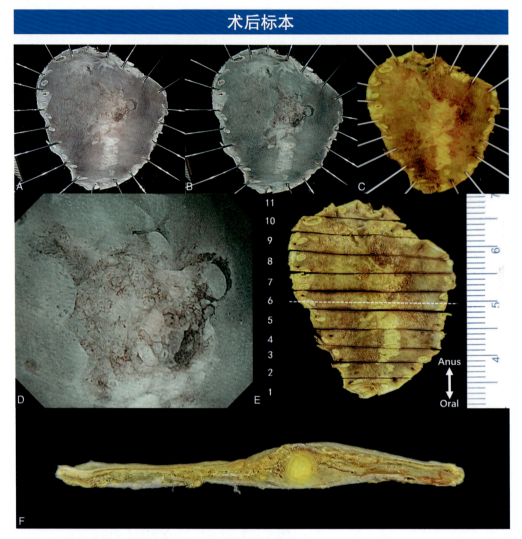

病例 1 图 3

对离体的新鲜标本进行放大观察，上端为肛侧，下端为口侧，与内镜下的画面方向一致（病例 1 图 3A 至病例 1 图 3C）。

对标本进行碘染色，不染的肿瘤区域完全位于标本内，所以内镜下可以确认水平切缘没有肿瘤（病例 1 图 3C）。

展平后标本肛侧部分比体内显示得更完整，病灶内的 IPCL 扭曲、扩张，表现为 B2 型 IPCL 的改变（病例 1 图 3D）。

对标本进行改刀，共切出 11 条组织（病例 1 图 3E），第 6 号组织条的剖面上能看到一个略微发白的圆形截面，有明显膨胀的感觉（病例 1 图 3F）。

术后内镜病理对照

在第 6 号组织条的苏木精 - 伊红染色法（HE）染色中黏膜下层有深染的鳞癌组织（病例 1 图 4 B、病例 1 图 4 C、病例 1 图 4 E、病例 1 图 4 G、病例 1 图 4 H），开始考虑为黏膜下深浸润的癌组织，其对应于体内病变肛侧的 B2 型血管区域，也就是白光下看起来似乎有点僵硬的区域（病例 1 图 4 A）。

Desmin 染色确认该区域黏膜肌层连续性欠佳，但是这部分癌组织上方没有观察到延续至上皮层的鳞癌，经过反复的组织深切，考虑为癌的导管内延伸（ductal involvement），在生物学行为上等同于黏膜内癌（病例 1 图 4 C、病例 1 图 4 D）。但是在该区域的口侧，在黏膜肌层下方，发现了肿瘤组织的侵犯，浸润深度约为 650 μm（病例 1 图 4 E、病例 1 图 4 F）。由于超出了治愈性切除的范围，所以该患者追加了外科手术切除，术后病理结果无残留肿瘤组织，无淋巴结侵犯。

病例 1 图 4 F 应该是浸润黏膜肌层（SCC-MM），黏膜下层有导管累及。

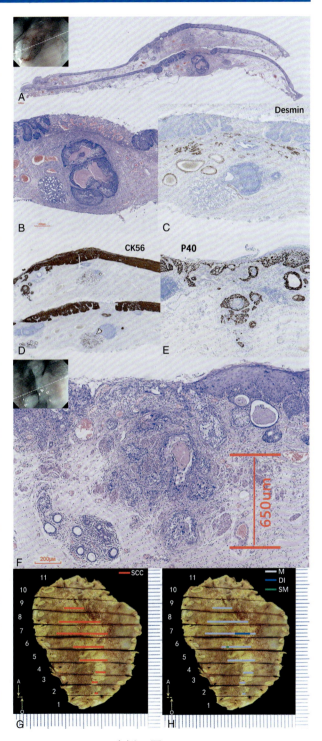

病例 1 图 4

最终诊断

肉眼分型：0-Ⅱa+Ⅱc；病变范围：约24 mm×13 mm；浸润深度：SCC-MM, pT1b；浸润方式：INFb（中间型）；溃疡：pUL0；未见明确脉管侵犯（Ly0, V0）；水平切缘（pHM0）及基底切缘（pVM0）。

热点讨论

1. 这个病例术前诊断中IPCL异型最明显的地方经病理证实为非肿瘤性的B2i型血管，其下方为黏膜内癌的导管浸润部分。在该区域的口侧，也就是在术前内镜观察到的黏膜下层发现了鳞癌组织的侵犯（病例1图4E、病例1图4F），如何看待B1型IPCL区域出现黏膜下层的鳞癌侵犯？

王鹏飞：B1型IPCL的预判针对多数病例有价值，但不代表另外少数病例也会遵循这样的预判规律，另外在这部分典型B1型IPCL的区域，术前放大内镜下看到了类似WGA的结构，而术后病理切片中黏膜下侵犯的部分中央有角化珠的形成，需要考虑那个类似WGA的结构很可能就是角化珠，也预示着即使是典型的B1型IPCL区域，如果观察到类似WGA结构的时候，也有黏膜下层浸润的可能性。

彭廷发：B1型及B2型IPCL的判断对于大部分食管鳞癌的性质以及深度的评估是比较准确的，其原因在于典型鳞癌的生长模式是自基底膜开始向上侵犯上皮全层，进而破坏基底膜后浸润固有层，在这样的过程中，B1型及B2型IPCL其实就是通过判断肿瘤对乳头内血管的直接影响来间接预测肿瘤生长程度。但一些食管癌亚型、伴有特殊成分的食管癌以及非典型生长模式的食管癌大多不遵循这个规律，比如小细胞食管癌、伴有神经内分泌分化的食管癌、伴有重度炎症的食管癌、基底层型鳞癌以及导管浸润的食管癌等。我们在评估食管病灶性质时应充分了解食管癌不同类型肿瘤的不同生长模式，才能比较准确地利用IPCL分型来判断肿瘤深度，对于IPCL判断有困难的病灶，不应勉强判断，应当结合其他手段综合判断。

刘志国：针对病例1图4F此处的黏膜下浸润，可以看到范围非常局限，结构是错乱的，更接近于表层被破坏的上皮形态。如果对应到标本上，体内对于此处的观察是不充分的（病例1图2H），由于结节的存在，中间形成了凹陷而无法仔细观察，体外标本展平后可见结节旁明显的浅凹陷区域（病例1图3D），并非典型的B1型血管，而更接近于B2型血管，因而对于此处出现较深的黏膜下浸润可能就比较自然了。这也提示我们应该充分利用体外标本进行内镜病理复原，我建议的流程是利用病例1图3B和病例1图3E先确定NBI下条带的位置（病例1图2），将扫描切片截图调整到与内镜图片大小一致，这样就可以达到相对较好的对照效果。当然，由于我们使用的内镜图片多摄自于内镜，其形变是必须要考虑的。

2. 早期食管癌被较厚的角化物质或炎症渗出物完全覆盖的时候，哪种方法判断浸润深度准确度更高?

王鹏飞：对于无法观察到 IPCL 的病例，超声内镜有一定的价值，但是较厚的角化物质也会造成声波衰减，无法清晰观察到黏膜下层结构。这时候就要依靠空气变形试验来判断，有经验的内镜医师仅仅通过白光充吸气时病变黏膜的舒展反应就能判断大致的浸润深度。

彭廷发：正如前文所说，IPCL 的应用要求病灶的 IPCL 应该有比较典型的暴露状态，对于由于炎症或者角化物干扰的情况，我们应该谨慎对待 IPCL 的评估效率。对于食管癌深度的判断，除 IPCL 以外，病灶在白光下的色泽、巴黎分型形态、周围黏膜的牵拉，特别是病灶的增厚程度也是非常重要的评估环节。再配合碘染后着色反应以及席纹征，可以较大程度地增加深度的判断信心。值得强调的是，我们在行席纹征诱发试验的时候，一定要注意喷碘后应将镜身停留在病灶上约 5 cm 处，先注气，待食管腔舒张后立刻轻微吸气的同时向前推镜，才能有效地激发食管痉挛，此手法可反复尝试，直至席纹征诱发满意。另外，超声小探头也是比较推荐可应用于食管肿瘤深度预测的手段，推荐使用 12 ~ 20 Hz，在前端搭配水囊的前提下，适当填充病灶所在管腔水平，可以大大增加层次显示清晰度。以上方法，往往需要在食管癌深度评估中同时使用以增加判断准确度。

刘志国：通常来说，具有显著白苔的病变深度不会很深，从本例病变可见，真正白苔显著的位置相对都比较表浅，这是由于食管癌在进展的过程中首先出现的是异常角化，然后才是浸润，而真正出现显著浸润的时候，表面的异常角化常常开始脱落而变得不明显。因此我们在观察病变时，除个别情况如疣状癌会出现显著难以去除的异常角化，真正深浸润的位置常常在发红的区域，表面 IPCL 难以判断，这可能也算是 IPCL 分型的局限性，需要结合大体类型进行判断，如发现明显的结节则考虑深浸润可能，但其准确率差强人意。从个人操作习惯来说，EUS 需要高水平早癌诊断能力的操作者用非常认真的态度对怀疑区域进行定点排查，这在临床工作中常常难以实现，因此其结果多数仅能作为参考。

病例小结

1. 放大内镜下 B1 型、B2 型和 B3 型 IPCL 分别预示肿瘤侵袭深度位于黏膜上皮内及黏膜固有层 [T1a-EP/LPM]、黏膜肌层或浅表侵犯黏膜下层 [T1a-MM/T1b-SM1]、黏膜下层 [T1b-SM2]。B1 型和 B3 型诊断准确率较高，B2 型诊断准确率较低。只有 B2 型 IPCL 区域大于 4 mm 以上（B2-Broad）时，内镜诊断肿瘤侵袭黏膜肌层或浅表侵犯黏膜下层 [T1a-MM/T1b-SM1] 的概率才会更高。本病例中血管异型最明显的区域在放大内镜下呈现为 B2 型血管，这部分区域大小不足 4 mm，但是白光下病变本身的僵硬感和超声内镜图像对术者判断深度产生了一定影响，最终的组织切片中该区域的上皮内对应的是丰富的血管断面，却没有癌的存在，验证了这部分所谓的 B2 型血管区域仅仅为炎症性的改变，即 B2i 型血管，提示我们在面对 B2 型 IPCL 时，必须结合 B2 型血管形态、区域的大小以及周围上皮的状态加以判断，避免活检、炎症等干扰带来的误判。

2. 在本病例中，肉眼可见的组织剖面导管受累是白光内镜下肿瘤肛侧部分呈现僵硬感的原因。经过深切，该区域黏膜下层的鳞癌组织始终局限在规则的管状结构内，但是在该区域的口侧，同样累及黏膜下导管的部分出现了散在肿瘤细胞巢团的向外侵犯，当累腺出现基底膜的破坏及向外浸润时，应该以黏膜下癌判断，故最终判断为黏膜下浸润的癌。早期食管癌累及 DI 绝大部分位于病变的中心（77%），近一半受累导管（52%）管径扩张。未来，光学相关断层扫描或体积激光内镜可能能够预先发现早期食管癌是否存在累及导管的情况。

参考文献

[1]Tanaka I, Hirasawa D, Saito H, et al.The sub-classification of type B2 vessels according to the magnifying endoscopic classification of the Japan Esophageal Society[J].Digestive Endoscopy：Official Journal of the Japan Gastroenterological Endoscopy Society, 2020, 32（1）：49-55.

[2]Wang WL, Chang IW, Hsu MH, et al.Risk factors and pathological characteristics for intraductal tumor spread of submucosal gland in early esophageal squamous cell neoplasia[J].Scientific Reports, 2020, 10（1）：6860.

[3]Takubo K, Takai A, Takayama S, et al.Intraductal spread of esophageal squamous cell carcinoma[J].Cancer, 1987, 59（10）：1751-1757.

病例 2　食管中段后壁 0−Ⅱb+Ⅱa

基本信息

病例提供：刘小艳　雷宇峰　山西省煤炭中心医院

病例整理：彭廷发　武警四川省总队医院

病例指导：刘志国　空军军医大学第一附属医院

　　　　　　王　雷　南京大学医学院附属鼓楼医院

　　　　　　陈光勇　首都医科大学附属北京友谊医院

病变部位：食管中段后壁

病变形态：0−Ⅱb+Ⅱa

病史介绍

患者女性，64 岁，既往体健，主因"腹部不适 20 天"入院。患者 20 天前腹部不适于当地医院行胃镜：食管距门齿约 24 cm 黏膜隆起，大小约 5 mm，表面糜烂。取检病理回报：食管鳞状细胞癌，食管距门齿约 26 cm 见一大小约 5 mm 黏膜白斑，行氩气烧灼治疗。查体未见明显阳性体征。实验室检查：血尿便常规、肝肾功能、凝血检查、肿瘤标志物等未见明显异常；胸部计算机断层扫描（computed tomography，CT）平扫＋增强：左肺下叶磨玻璃结节灶，双肺多发实性结节灶，建议随访；左肺上叶下舌段少许支气管扩张，气管憩室。

内镜精查

胃镜提示食管距门齿 24 ～ 26 cm 右侧壁可见黏膜粗糙充血，病变口侧局部隆起，隆起处黏膜有饱满紧实感，隆起表面覆少量薄苔（病例 2 图 1A）；NBI 观察病变区呈茶褐色改变（病例 2 图 1B）；碘染色观察病变区见淡染、不染区（病例 2 图 1C）；病变近端隆起处 NBI 观察呈褐色改变，表覆薄苔，放大观察薄苔周围黏膜表面微血管排列密集扭曲，不成祥，呈 Type B2，且该区域位于黏膜隆起处，故

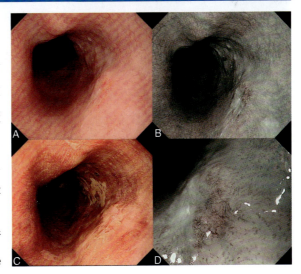

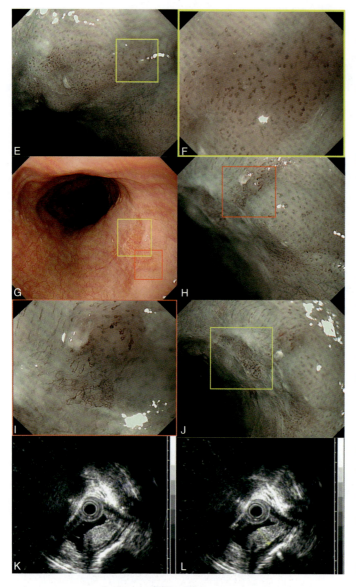

病例 2 图 1

考虑该病变可能存在黏膜下浸润。但也考虑该区域位于薄苔周围，呈局限区域性改变，与周围血管无明显过渡，也不除外 Type B2i 可能（病例 2 图 1D）；黄框处位于食管距门齿约 25 cm 处相对平坦区，白光内镜下表面充血发红，NBI 弱放大观察病变区呈茶褐色改变（病例 2 图 1E）；黄框处 NBI 高倍放大观察表面微血管扭曲成袢，背景黏膜着色阳性，考虑 Type B1（病例 2 图 1F）；此区域位于病变肛侧相对平坦处（食管距门齿约 26 cm 处），白光内镜下见黏膜不规则发红，周围黏膜血管纹理于病变处中断（病例 2 图 1G）；NBI 弱放大观察病变区背景黏膜着色阳性，呈茶褐色改变，大部分区域呈 Type B1（病例 2 图 1H）；红框处 NBI 高倍放大观察局部区域微血管扭曲不成袢，该区域位于病灶边缘区，紧邻周围大部分区域呈 Type A，考虑 Type B2i 可能（病例 2 图 1I）；黄框处位于食管距门齿约 26 cm 处，白光内镜下观察表面充血粗糙，局部表面上皮结构缺失（考虑外院治疗后改变），此处 NBI 放大观察微血管扭曲成袢，考虑 Type B1（病例 2 图 1J）；病变隆起处 EUS 观察，黏膜层明显增厚，约 3.4 mm，黏膜肌层局部显示不清，固有肌层连续完整（病例 2 图 1K）；病变隆起处测量径线约 3.4 mm（病例 2 图 1L）。

术后标本

内镜黏膜下剥离术（endoscopic submucosal dissection, ESD）治疗前标记，口侧双标（病例 2 图 2 A）；ESD 治疗后创面（口侧端）（病例 2 图 2 B）；ESD 治疗后创面（肛侧端）（病例 2 图 2 C）；ESD 治疗后标本（白光）（病例 2 图 2 D）；ESD 治疗后标本（碘染后）（病例 2 图 2 E）；病理复原图，病变范围较前观察明显扩大，很多病变区域为碘染正常着色区（病例 2 图 2 F）；蓝色图标为病变黏膜下浸润区域所在位置，位于病变隆起近边缘处，表面黏膜尚光滑，此区域并非我院原先观察 Type B2 所在区域（病例 2 图 2 G）；蓝色图标为病变黏膜下浸润区域所在位置（NBI），该区域在白光及 NBI 染色放大观察下除了位于黏膜隆起偏边缘处外，未见明显异常征象（病例 2 图 2 H）；蓝色图标为病变黏膜下浸润区域所在位置，碘染色观察位于淡染与正常染色交界区（病例 2 图 2 I）。

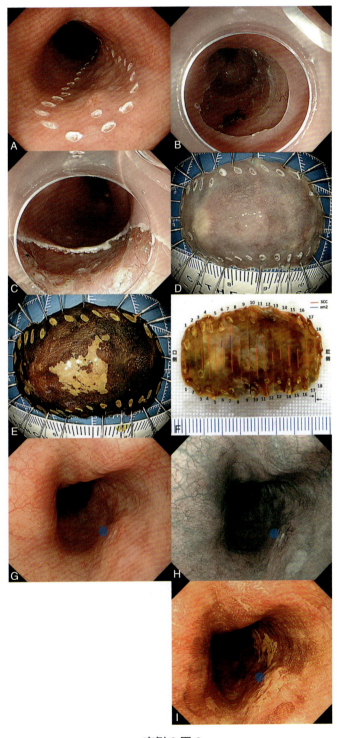

病例 2 图 2

术后内镜病理对照

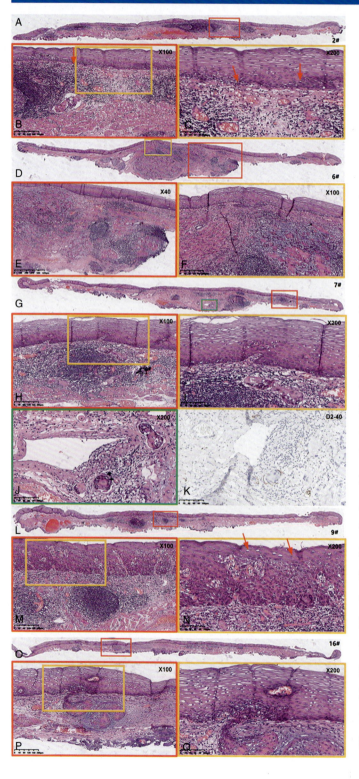

2号组织条位于病变口侧碘染正常着色区（病例2图3A）；可见表面上皮光滑，异型不明显，但黏膜固有层可见肿瘤细胞巢（病例2图3B、病例2图3C）。6号组织条位于病变口侧隆起处（病例2图3D）；可见表面上皮表浅区域异型不明显，但肿瘤细胞巢向下延伸到黏膜固有层及黏膜下层（病例2图3E、病例2图3F）。7号组织条红框所在区域位于碘染正常着色区，绿框为存在淋巴管侵犯区域（病例2图3G）；可见表面上皮光滑，异型不明显，但黏膜固有层可见肿瘤细胞巢（病例2图3H、病例2图3I）；该区域见黏膜下浸润，高倍镜下可见淋巴管受侵（病例2图3J），D2-40染色下观察淋巴管受侵（病例2图3K）。9号组织条位于病变碘染不染区（病例2图3L）；可见表面上皮明显异型，黏膜固有层可见肿瘤细

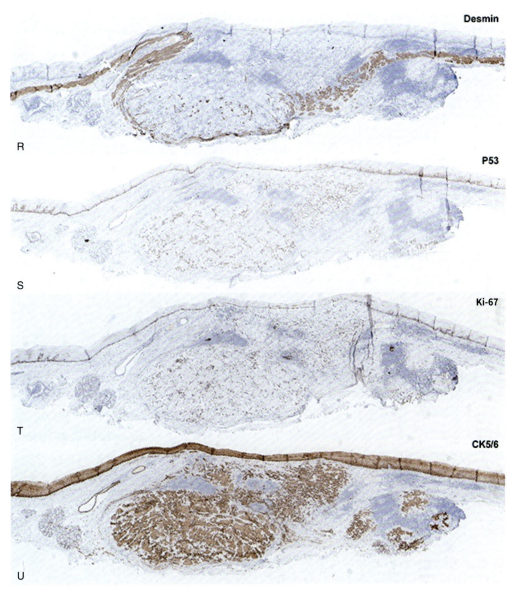

病例 2 图 3

胞巢（病例 2 图 3 M、病例 2 图 3 N）。16 号组织条位于病变肛侧碘染正常着色区（病例 2 图 3 O）；可见表面上皮光滑，异型不明显，但黏膜固有层可见肿瘤细胞巢（病例 2 图 3 P、病例 2 图 3 Q）。此为 6 号组织条 Desmin 染色观察，病变隆起明显处黏膜内可见大量肿瘤组织，该区域大部分位于黏膜肌以内，只有隆起近边缘处可见黏膜下浸润（病例 2 图 3 R）；P53 染色提示突变型（病例 2 图 3 S）；Ki-67 染色约 20%（+）（病例 2 图 3 T）；CK5/6 染色提示肿瘤来源于鳞状上皮（病例 2 图 3 U）。

最终诊断

食管鳞状细胞癌，大小约 32 mm×10 mm，0-Ⅱb+Ⅱa型，pT1b-SM2，Ly1，V0，pHM-，pVM-（距基底切缘最近距离 60 μm）。

病例小结

1. 该病例中相当一部分区域出现在表面上皮不明显的情况下，在黏膜固有层甚至黏膜下层出现大量肿瘤区域，这些肿瘤区域通过 NBI 放大或卢戈氏液染色观察无法识别，病理证实为分化型鳞状细胞癌，而非基底细胞样鳞癌（基底细胞样癌瘤细胞体积较小，核深染，可见呈栅栏状排列的巢边细胞。目前诊断主要依赖于病理学检查），本病例这种鳞状细胞癌的特殊生长方式容易造成治疗后病变残留，应引起重视。而该区域出现的黏膜隆起改变是否有提示作用，值得进一步研究。由于本例病变经过外院治疗，不能排除黏膜改变是治疗后发生的改变。

2. 对于特殊类型的食管癌的范围诊断需重视白光内镜下形态学的观察，并反复对照白光、NBI 放大及卢戈氏液染色表现，必要时需扩大范围切除。

3. 术前超声内镜检查对食管病变的浸润深度等判断有指导意义。

参考文献

[1] 中华医学会消化内镜学分会，中国抗癌协会肿瘤内镜专业委员会.中国早期食管癌筛查及内镜诊治专家共识意见（2014 年，北京）[J].中华消化内镜杂志，2015，32（4）：205-224.

[2] 国家消化系统疾病临床医学研究中心，中华医学会消化内镜学分会，中国医师协会消化医师分会.中国巴雷特食管及其早期腺癌筛查与诊治共识（2017 年，万宁）[J].中华消化内镜杂志，2017，34（9）：609-620.

[3] 国家消化内镜专业质控中心，国家消化系疾病临床医学研究中心（上海），国家消化道早癌防治中心联盟，等.中国早期食管癌及癌前病变筛查专家共识意见（2019 年，新乡）[J].中华消化内镜杂志，2019，36（11）：793-801.

病例 3　食管中段 0-Ⅱb

基本信息

病例提供：马颖才　张梦岚　逯艳艳　青海省人民医院

病例整理：彭廷发　武警四川省总队医院

病例指导：刘志国　空军军医大学第一附属医院

　　　　　　陈光勇　首都医科大学附属北京友谊医院

病变部位：食管中段

病变形态：0-Ⅱb

病史介绍

患者男性，64 岁，主因"反复上腹部不适半年"入院。既往体健，无吸烟及饮酒嗜好，无家族肿瘤病史。查体未见阳性体征。辅助检查：入院前 10 天门诊行胃镜检查提示：食管中段 0-Ⅱb 型病变，慢性萎缩性胃炎（C3 型）伴胆汁反流。病理活检结果：高级别上皮内瘤变。胸部 CT：右肺中叶内段、左肺上叶下舌段纤维灶，右肺上叶前段少许渗出，双肺散在微小结节，考虑硬结，随诊。

术前检查

部位：食管中段。

所见：距门齿 29 ～ 30 cm 食管右侧壁可见片状黏膜粗糙不平整，色泽发红，分支血管网消失（病例 3 图 1A）。用 2% 的复方碘溶液喷洒黏膜粗糙发红处呈不着色，部分可见粉红色征，其中 2 块活检处为黑色箭头所指处（病例 3 图 1B）。活检 3 块（病例 3 图 1C）放大（病例 3 图 1D 至病例 3 图 1F）可见细胞及结构异型性，细胞核增大深染、核浆比高，细胞极向消失，上皮层失去正常层次，异型细胞超过全层的 1/2，考虑高级别上皮内瘤变。

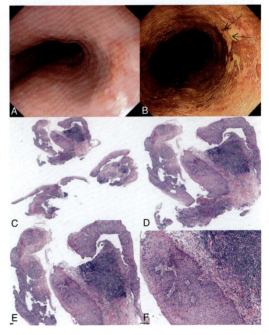

病例 3 图 1

内镜精查及治疗

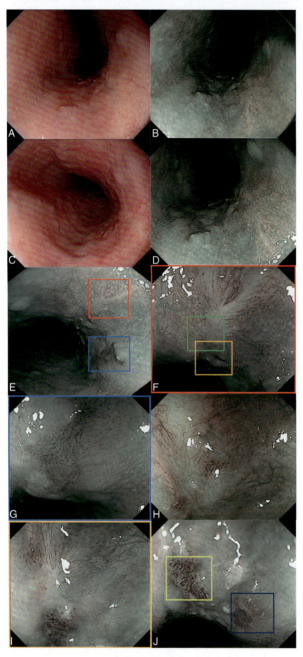

病例 3 图 2

间隔 1 周行内镜下精查，白光观察，黏膜粗糙不平整，色泽发红，分支血管网消失，可见白色瘢痕改变（病例 3 图 2A）；行 NBI 观察病变可见褐色区域，并可见瘢痕，考虑活检后改变（病例 3 图 2B）；贴近观察，病变白光较前清晰（病例 3 图 2C）；NBI 观察边界清楚（病例 3 图 2D）。

NBI 观察病变边界清楚（病例 3 图 2E），从口侧至肛侧顺序进行放大，并从低倍到高倍逐步放大，口侧先从瘢痕处放大（病例 3 图 2F），未见褐色背景，未见异常 IPCL，似乎可见毛细血管网；通过对该区域进一步放大（病例 3 图 2H），IPCL 规整未见异常，但可见毛细血管网，考虑这部分黏膜为非肿瘤；再往瘢痕肛侧处放大（病例 3 图 2I），其偏向肛侧处可见扭曲、直径不一、分布不规则的 B1 型袢状血管，瘢痕处未见血管网及血管袢。在瘢痕旁偏向后壁（病例 3 图 2G），可见 IPCL，但血管袢直径均一、分布规则呈 A 型，不考虑癌变。向病变肛侧放大（病例 3 图 2J），褐色背景明显，IPCL 扭曲、扩展明显。

内镜精查及治疗

对于肛侧病变 2 处褐色背景明显处，进行进一步放大（病例 3 图 3 A 至病例 3 图 3 D），可以看到血管扩张、迂曲、粗细不均、形态不一，呈袢状的 B1 型改变。

病变放大后 IPCL 均呈 B1 型改变，考虑病变侵及黏膜上皮层、黏膜固有层，考虑符合 ESD 切除绝对适应证。

跟患者沟通后行 ESD 切除，分别进行标记、黏膜下注射、剥离及完整切除，黏膜下层未见纤维化（病例 3 图 3 E、病例 3 图 3 F）。

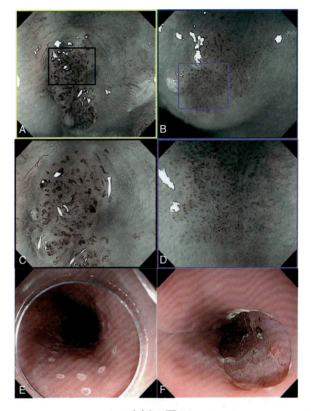

病例 3 图 3

术后内镜病理对照

切除离体标本，大小约 2.0 cm×1.5 cm，切成 7 条组织，碘染不染区为鳞状细胞癌，分布在 A2 ～ A4 组织条（病例 3 图 4 A），对照标本图（病例 3 图 4 B），对切后病理组织条切片进行复原对照（病例 3 图 4 C），病变主要在体内内镜的肛侧不染区，呈现"粉红征"处（病例 3 图 4 D）。

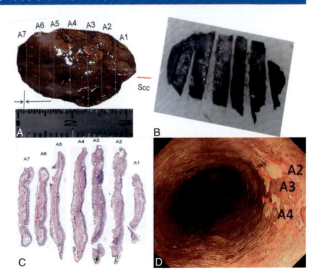

病例 3 图 4

术后病理

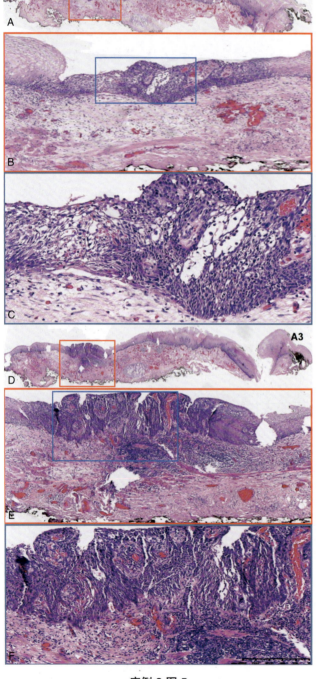

病例 3 图 5

术后病理观察，A2 组织条低倍镜下，左侧红框区内可见正常和异型鳞状上皮分界线（病例 3 图 5 A）；将红框放大，可以看到上皮层结构紊乱，异型细胞占全层，清晰可见病变边界，即前锋线，失去成熟趋势（病例 3 图 5 B）；再通过对蓝框部分的进一步放大，可见细胞核大小紊乱，细胞核形态紊乱，细胞间距紊乱，核染色质增粗，基底膜完整（病例 3 图 5 C）。

A3 组织条，同样在低倍镜下观察，左侧红框区内可见正常和异型鳞状上皮分界线，前锋线明显（病例 3 图 5 D）；将红框放大，可以看到上皮层结构紊乱，异型细胞仍占全层，失去成熟趋势（病例 3 图 5 E）；通过对蓝框部分的进一步放大，细胞异型性明显，核大小紊乱，核形紊乱，间距紊乱，核染色质增粗，肿瘤浸润方式在膨胀与浸润之间，基底膜似有突破模式（病例 3 图 5 F）。

术后病理及免疫组化

A4 组织条，同样在低倍下观察（病例 3 图 6 A），左侧红框区内可见前锋线及分界线，将红框放大，可以看到上皮层结构紊乱，异型细胞占全层，失去成熟趋势（病例 3 图 6 B）；通过对蓝框部分的进一步放大，细胞异型性明显，核大小紊乱，核形状不规则，核染色质增粗，颗粒，基底膜完整（病例 3 图 6 C）。

通过免疫组化 Ki-67 标记，为阳性，增殖带上移，且阳性率较高，增殖活跃，考虑肿瘤生长较快（病例 3 图 6 D）。

免疫组化 P53 标记，考虑为无义突变（病例 3 图 6 E）。

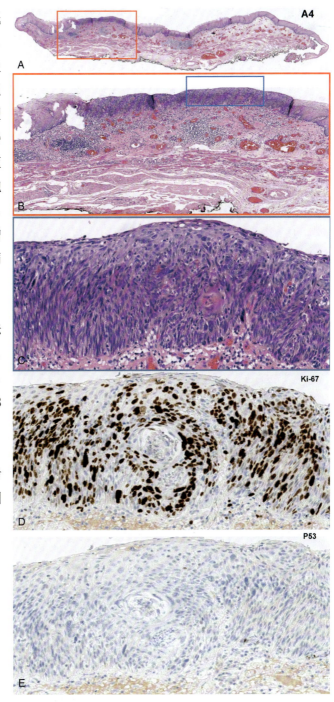

病例 3 图 6

术后随访

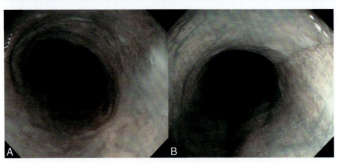

术后3个月复查胃镜，ESD处呈现白色瘢痕样改变（病例3图7A）。

术后6个月复查胃镜同前（病例3图7B）。

病例3图7

最终诊断

内镜诊断：食管中段，大小约1.0 cm×0.5 cm，略发红，表面粗糙，0-Ⅱb，BC（+），呈不规则褐色，边界线（DL）（+），IPCL B1型，碘染色后病灶边界清晰，呈不规则不染区，部分区域粉红征阳性，深度：黏膜内。

病理诊断：Mt，Type 0-Ⅱb，大小约6 mm×3 mm；SCC，pT1a-LPM；INFb，Ly（-），V（-）；pHM0，pVM0。

病例小结

该病例从白光、碘染色及NBI+放大，是典型的食管早癌的表现，其比较有争议的是在肛侧部分放大IPCL的判断，到底是B1型还是B2型，对于病变侵及深度的判断可能有影响，虽然部分IPCL直径相对较粗，但还是形成环状袢的结构，因此IPCL还是考虑B1型，最终病理也证实病变在黏膜固有层内。

参考文献

[1]Tatsuhiro Gotoda, Keisuke Hori, Masahiro Nakagawa, et al. A prospective multicenter study of the magnifying endoscopic evaluation of the invasion depth of superficial esophageal cancers[J]. Surg Endosc, 2022, 36 (5): 3451-3459.

病例 4 食管下段 0-Ⅱa+Ⅱc

基本信息

病例提供： 孙小雅　汪　嵘　翟利琴　山西省人民医院

病例整理： 逯艳艳　青海省人民医院

病例指导： 刘志国　空军军医大学第一附属医院

　　　　　　陈光勇　首都医科大学附属北京友谊医院

病变部位： 食管下段

病变形态： 0-Ⅱa+Ⅱc

病史介绍

患者女性，59 岁，主因"体检发现食管高级别上皮内瘤变 2 周"入院。既往体健，无家族史。入院后血常规、凝血功能、肝肾功能、肿瘤标志物、心电图、肺功能、尿便常规均未见明显异常。食管 CT：扫描未见明显异常，请结合内镜检查。胸部增强 CT：左肺下叶胸膜下小结节，建议定期复查；左肺上叶舌段条索；右肺下叶肺大疱。腹部 B 超：脂肪肝，肝囊肿，胆、胰、脾、双肾及门脉未见明显异常。双侧颈部淋巴结 B 超：双颈部、上纵隔未见异常淋巴结。

内镜精查

部位：食管下段。

时间：筛查胃镜检查 2 天后。

所见：白光下观察距门齿 35 cm 食管右侧壁可见大小约 1.0 cm×1.2 cm 黏膜粗糙发红病灶，边界清晰，病变整体呈表浅微隆凹陷（0-Ⅱa+Ⅱc型），改变注气量后病灶延展性尚可，肛侧部分隆起消失不明显，类似于黏膜下肿瘤（submucosal tumor，SMT）样改变（病例 4 图 1A 至病例 4 图 1C）。NBI 下观察可见背景色阳性，呈明显茶褐色改变，边界清晰（病例 4 图 1D）。弱放大观察可见表面呈乳头样改变，部分区域可见类似胃内的白色不透明物质（white opaque substance，WOS）附着，考虑可能与异常角化有关（病例 4 图 1E、病例 4 图 1F）。

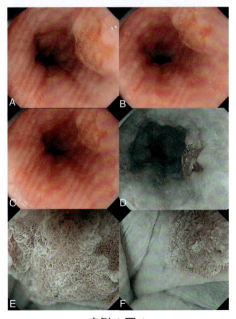

病例 4 图 1

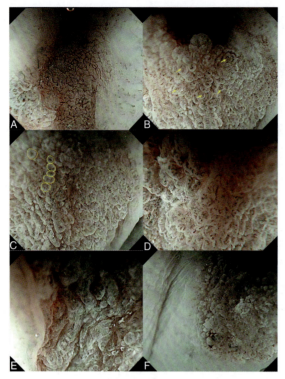

病例4图2

自病变口侧至肛侧的顺序依次放大观察：

病变口侧区域内可见扩张、扭曲、分布不规则的B2i型血管，考虑取检后改变（病例4图2A）。

病灶中央区域表面呈大小不一乳头状改变（病例4图2C中黄圈所示），部分区域内可见类似于异常角化（病例4图2E、病例4图2F），IPCL观察欠满意，病变区域中乳头状结构内可见成祥的B1型IPCL（病例4图2B中黄色箭头所示、病例4图2D）。

本例病变呈现出明显的乳头样结构，整体形态偏SMT样隆起，与常见的食管浅表鳞癌不同，其内镜病理对照显得非常重要。

活检病理

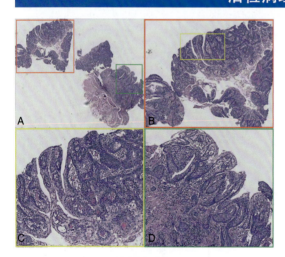

病例4图3

活检组织低倍镜下全景图（病例4图3A），鳞状上皮表面呈乳头状增生，可见深染区，红色与黄色框内中倍及高倍放大（病例4图3B、病例4图3C）、绿色框高倍放大（病例4图3D）中鳞状上皮表面乳头状结构更加明显，基底层细胞核大、深染，异型性明显。这种异型增生的细胞基本占据鳞状上皮全层，综上活检病理符合鳞状上皮的高级别异型增生。

术前精查及治疗

该病变结合白光、ME-NBI 内镜下表现及活检病理能够明确判断其性质为肿瘤性病变。对于 0-Ⅱa+Ⅱc 型病灶需要关注的是其浸润深度，尤其是肛侧部分，术前完善超声胃镜检查，进一步明确。

患者 2 周后住院行超声内镜检查，提示黏膜层明显增厚，呈低回声改变（病例 4 图 4A）；黏膜下层似乎受累（病例 4 图 4B）。

住院后术前再次精查胃镜发现病变由之前 0-Ⅱa+Ⅱc 型倾向于 0-Ⅱc 型（病例 4 图 4C），考虑第一次精查胃镜是在患者活检后 2 天，形态呈现明显的表浅隆起可能与活检后局部炎症水肿有关；NBI 下观察局部背景色阳性，边界清晰（病例 4 图 4D）。ME-NBI 下观察表面仍呈乳头状改变，类似 WOS 附着物较前减少，乳头内可见 B1 型 IPCL（病例 4 图 4E、病例 4 图 4F），病变中央近肛侧可见少许 B2 型 IPCL，范围 < 4mm（病例 4 图 4F、病例 4 图 4G 黄色框内）。

结合超声内镜结果及术前病变形态

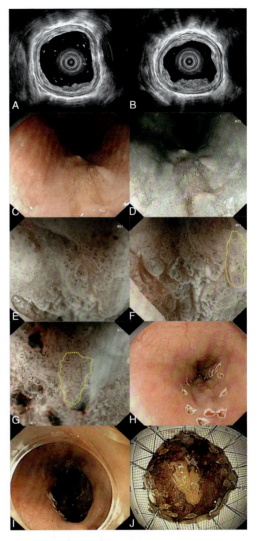

病例 4 图 4

的改变，改变充气量后病变延展性尚可，虽超声提示有黏膜下浸润可能，考虑病变范围仅 1cm，采用 ESD 剥离的治疗方式对于患者来说是更微创的选择，如病变深度过判又选择外科切除，很容易造成过度治疗的问题。充分与患者沟通后行 ESD 治疗，手术过程顺利标记范围及术后创面（病例 4 图 4H、病例 4 图 4I）。

离体标本白光下观察呈表浅凹陷型，碘染色后可见边界清晰淡染区，均在标记点范围之内（病例 4 图 4J）。

术后内镜病理对照

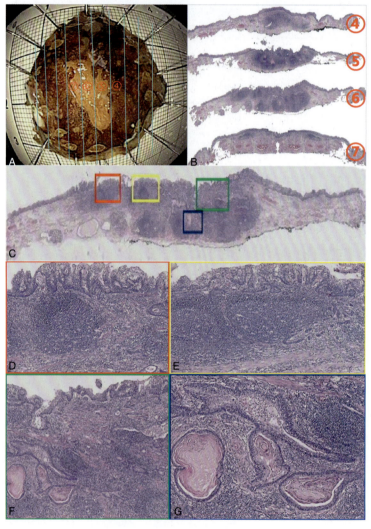

沿口肛连线将离体标本共切成11条组织条，其中病变集中在④~⑦号组织条（病例4图5A），低倍镜下观察可见病变与正常组织有清晰边界，大体呈0-Ⅱa＋Ⅱc（病例4图5B）。

仔细观察HE切片后对有黏膜下浸润的⑥号组织条进行重点观察（病例4图5C）。

⑥号组织条在低倍镜下观察可见清晰边界，镜下红色与黄色框放大可见：表面上皮可见乳头样外观，被覆肿瘤上皮，与内镜下表现一致；伴随间质反应，黏膜固有层中可见较多淋

病例4图5

巴聚集灶，甚至形成淋巴滤泡（病例4图5D、病例4图5E）；绿色框中放大观察可见黏膜肌受侵、断裂，肿瘤性细胞团浸润至黏膜下层浅层（病例4图5F），可见角化珠形成（病例4图5G）。

术后免疫组化

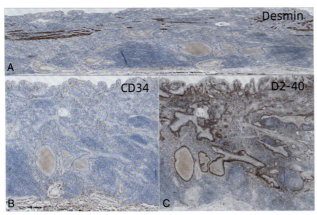

病例4图6

免疫组化 Desmin 染色（病例 4 图 6 A）提示黏膜肌断裂，肿瘤突破黏膜肌，根据残存黏膜肌假想连线病变考虑在 SM1，CD34 为阳性表达（病例 4 图 6 B），D2-40 为阳性表达（病例 4 图 6 C），淋巴管及血管内均未见肿瘤性病变。

最终诊断

大体描述：（食管）黏膜组织一块，大小约 3 cm×3 cm×0.1 cm，距口侧切缘最近约 0.8 cm 处可见一表浅凹陷，范围约 1.3 cm×0.6 cm。（碘染不着色）（基底涂黑色墨）。

病理结果：角化型鳞状细胞癌，范围约 1.1 cm×1 cm，以及黏膜下层 151.34 μm（SM1）；INFb；V0，Ly0；pHM0，pVM0。

免疫组化：CD34（血管 +），D2-40（+），Desmin（黏膜肌断裂），Ki-67（热点区域约 40%）。

病例小结

1. 在食管鳞状上皮呈现出乳头样结构需考虑：①鳞状上皮乳头状瘤。该病例乳头状结构被覆上皮均为肿瘤性，与乳头状瘤不符；②疣状鳞癌。一般表面乳头呈现"尖顶"样外观，向下呈推进性生长，细胞异型性不高，肿瘤有外生的、乳头状和菜花状外表，需结合内镜下改变诊断。本例病变特殊之处在于表面出现乳头样结构，与①、②均不同，考虑可能与人类乳头瘤病毒（human papilloma virus，HPV）感染相关，遗憾未完善免疫组化 P16 或者 HPV 相关的原位杂交的检测，从病因上找到和组织学改变的相关性；对于侵犯到黏膜下层的病变，除外 CD34、D2-40 染色外，需进一步完善 EVG 染色，除外中等静脉的受侵；在黏膜固有层中可见大量淋巴细胞浸润，需完善微卫星染色、PD-1/PD-L1，对于患者术后治疗有指导意义。

2. EP/LPM（肿瘤浸润至上皮／固有层）是食管 ESD 绝对适应证，MM/SM1 是相对适应证。EUS 区分 MM/SM1、EP/LPM 或 SM2 的灵敏度并不高，对于 SM2 微浸润、病变范围大以及炎症引起食管壁增厚的病变则难以做出正确诊断。在一项研究中指出：EUS 对于浸润深度的判断中，过高及过低判断率分别为 8% 和19%，从而表明 EUS 可能倾向于低估浸润深度，主要由于以下因素：微浸润，肿瘤位置靠近食管 - 胃交界处，病灶直径超过 30 mm，导致整体扫描困难。高估可归因于以下因素：肿瘤周围炎症导致壁增厚，难以区分解剖层次；超声探头定位不当（如在食管下段接近食管 - 胃交界处的病变）。同样，采用 ME-NBI 对于表浅食管癌浸润深度过高及过低判断率分别为 6% 和 12%，表明 ME-NBI 可能倾向于低估浸润深度。过低判断可归因于以下因素：白苔附着影响表面血管观察；表面乳头状结构不能充分反映肿瘤梗死区。高估可归因于黏膜下肿瘤样病变。

参考文献

[1]Mizumoto T, Hiyama T, Oka S, et al .Diagnosis of superficial esophageal squamous cell carcinoma invasion depth before endoscopic submucosal dissection[J].Diseases of the Esophagus, 2017, 31 (7): 1-7.

第二章　胃　篇

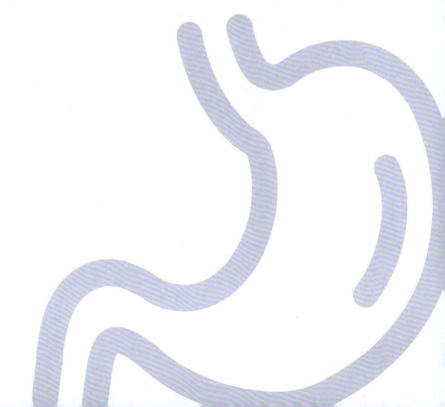

病例 5　胃体上部后壁 0-Ⅱc

基本信息

病例提供：赵文婕　雷宇峰　王选桐　山西省煤炭中心医院

病例整理：逯艳艳　青海省人民医院

病例指导：刘志国　空军军医大学第一附属医院

　　　　　　王　雷　南京大学医学院附属鼓楼医院

　　　　　　陈光勇　首都医科大学附属北京友谊医院

病变部位：胃体上部后壁

病变形态：Type 0-Ⅱc

病史介绍

患者男性，55 岁，因"间断腹痛 2 个月"于外院行胃镜检查发现：胃体上部黏膜病变，取检病理提示：高级别上皮内瘤变，为进一步诊治收入我院。既往体健，无吸烟及饮酒史，入院行腹部增强 CT 未见明显异常，^{13}C 呼气试验阴性。

背景黏膜情况

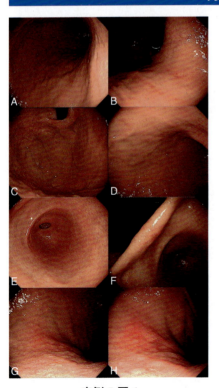

病例 5 图 1

在我院行精查胃镜检查，使用胃镜型号 GIF-H290Z。

所见：胃体前后壁、胃体小弯、贲门胃底及胃窦黏膜变薄，可透见明显的血管（病例 5 图 1A 至病例 5 图 1E）。

胃角除黏膜变薄、血管透见外，还可见斑片状发红（病例 5 图 1F）；通过上述观察，整体胃环境呈萎缩改变，范围按木村-竹本分类为 Type O2。

关于幽门螺杆菌（helicobocton pyloni，Hp）状态，因胃黏膜皱襞未见明显水肿粗大，无浑浊黏液，胃底体黏膜无明显充血水肿等活动性炎症表现，但胃底体黏膜规律排列的集合细静脉（regular arrangement of collecting venules，RAC）消失，因此，Hp 状态考虑为既往感染。

于胃体上部后壁见一发红的 0-Ⅱc 型病变，大小约 20 mm×30 mm（病例 5 图 1G）；白光近距离观察，边界尚清，边缘不规则，表面粗糙不平（病例 5 图 1H）。

内镜精查

NBI 观察，整体呈茶褐色，边界较白光清晰，表面粗糙不平，局部黏膜色泽与周围黏膜接近（病例 5 图 2A）；NBI 近距离观察：边界清晰，局部（黄色虚线）凹陷明显（病例 5 图 2B）。

喷洒靛胭脂观察，病变范围勾勒清晰，表面胃小区结构紊乱，部分胃小区结构消失（病例 5 图 2C）；吸气相观察，病变部位胃壁尚柔软，变形可（病例 5 图 2D）。

NBI 放大观察，表面微结构大小不一、排列紊乱，部分互相融合，微血管扩张、扭曲（不规则表面微结构、不规则表面微血管），相对凹陷明显的部位（黄色线框）微结构异型更加明显（病例 5 图 2E、病例 5 图 2F）；凹陷明显部位表面微结构显示不清，可见不规则网格状血管（病例 5 图 2G、病例 5 图 2H）。结合上述观察，于 Hp 既往感染的萎缩范围内胃黏膜发生的色调发红的 0-Ⅱc 型病变，有明显的边界线，放大观察可见不规则表面微结构及其包绕的扩张扭曲的微血管，同时还可见不规则网格状血管，初步

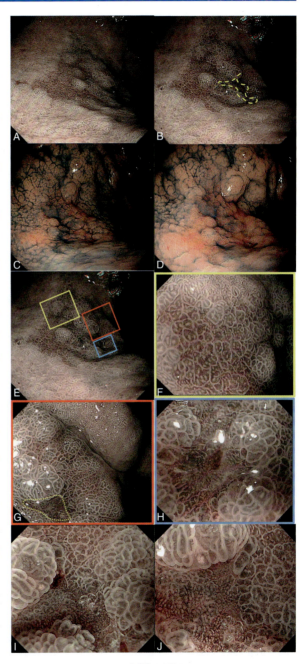

病例 5 图 2

考虑病变为分化型肿瘤性病变，病变大小不超过 30 mm，无溃疡形成，无台状隆起，不考虑黏膜下深浸润。凹陷周边黏膜：部分表面微结构尚规则（病例 5 图 2 I）；凹陷明显部位：表面微结构显示不清晰，局部消失，可见不规则网格状血管（病例 5 图 2 J）。

超声检查

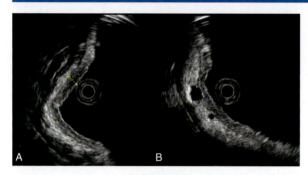

20 MHz 超声探头探查提示：病变部位黏膜层增厚，约 2.3 mm，呈低回声改变（病例 5 图 3 A）。

病变部位黏膜下层探及多处无回声囊状结构，边界清，考虑合并深在性囊性胃炎可能（病例 5 图 3 B）。

病例 5 图 3

ESD 过程

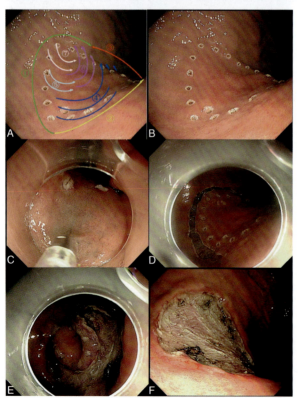

ESD 策略：优先切开低位（大弯侧）；充分预切开；肛侧倒镜切开；后壁及口侧优先剥离（高位向低位）；保持 V 字形剥离线；正镜下进行剥离；及时吸引胃腔的气体（病例 5 图 4 A）。

ESD 过程：标记（病例 5 图 4 B）、黏膜下注射（病例 5 图 4 C）、预切开（病例 5 图 4 D）、黏膜剥离（病例 5 图 4 E）、术后创面（病例 5 图 4 F）。

病例 5 图 4

术后标本及内镜病理对照

术后标本：大小约45 mm×60 mm（病例5图5A）。

甲醛固定后标本：大小约44 mm×60 mm（病例5图5B）。

对于固定后的标本按从左到右进行切割包埋，共25条组织（病例5图5C），照标记点将14号、15号及16号组织条于内镜下所在部位进行对照（病例5图5D）。

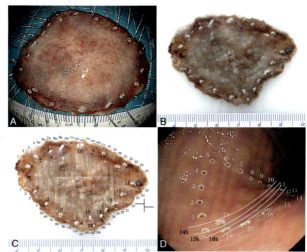

病例5图5

术后病理

在病理复原图15b（病例5图6A）上对应内镜所在位置（病例5图6B）：凹陷明显处表面微结构显示欠清，组织学类型为tub2（中分化型管状腺癌）（红线）；其旁表面微结构尚存的部位，组织学类型为tub1（高分化型管状腺癌）。

15b号组织条（病例5图6C），红色线所在的部位为相对凹陷明显的部位，NBI放大观察，表面微结构显示不清，可见不规则网格状血管，可能有中分化腺癌成分，局部有残存的相对规则的表面微结构，考虑可能为除菌后表面有正常的胃小凹上皮覆盖（病例5图6D）。所在处NBI放大下黄色线所在部位可见不规则的

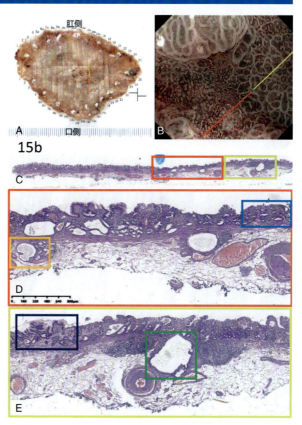

病例5图6

表面微结构及其所包绕的扩张扭曲的微血管，内镜下考虑为高分化腺癌（病例5图6 E）；15b号组织条HE：tub1（红框）和tub2（黄框）混合存在，并可见多处不同程度扩张的腺体向黏膜深层及黏膜下层浸润，腺体形态无异常。

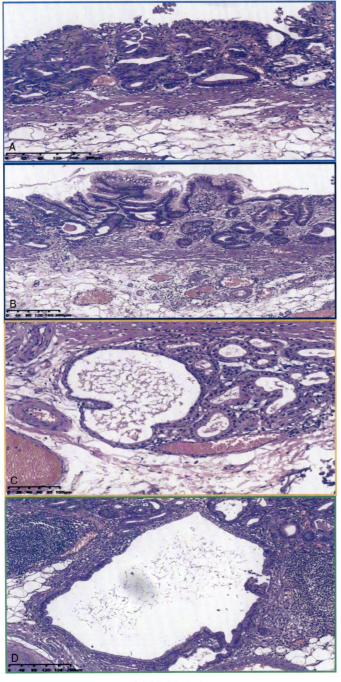

15b号组织条病变区域黏膜表层癌上皮（蓝色框）与非癌上皮（深蓝色框）交替存在，呈"马赛克"样改变，符合除菌后表现（病例5图7 A、病例5图7 B）。

（橙色框）：腺体不同程度扩张，但形态无异常，内衬上皮细胞无异型（病例5图7 C）。

（绿色框）：腺体扩张呈囊状，内衬上皮细胞部分核大、深染，核浆比例增高，为肿瘤细胞，虽然位于黏膜下层，但考虑为癌性腺体沿着深囊到达的黏膜下层，且周围无促纤维组织反应，因此此处浸润深度判断为黏膜肌层（病例5图7 D）。

病例5图7

术后病理及免疫组化

Desmin（病例5图8A）黏膜肌完整，未突破黏膜肌，病变考虑在黏膜内。

免疫组化P53标记阳性，考虑为突变型，提示有恶性肿瘤的发生（病例5图8B）。

Ki-67 index热点区约60%，病变部位增殖带表达均上移，符合肿瘤改变（病例5图8C）。

CD10、CD-X2、MUC2（病例5图8D至病例5图8F）提示阳性表达，MUC5AC提示阴性表达（病例5图8G），MUC6（病例5图8H）提示局灶阳性表达，黏液表型表达考虑胃肠混合型，以肠型为主。

D2-40（病例5图8I）和CD31、CD34（病例5图8J、病例5图8K）显示脉管及淋巴管未侵犯。

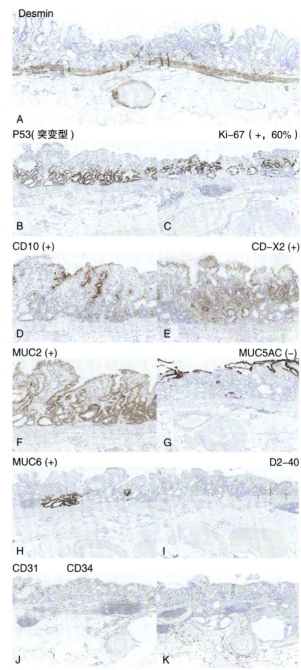

病例5图8

病理复原图

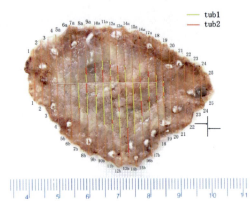

- —— tub1
- —— tub2

病例 5 图 9

病理类型:高-中分化腺癌(tub1
> tub2)(病例 5 图 9)。浸润深度:
黏膜肌层(T1a-MM)。浸润模式:
INFa。溃疡:UL0。脉管:Ly(-),V(-)。
切缘及基底:pHM0、pVM0。周围黏膜:
萎缩(++)、肠化(++),伴深在性囊
性胃炎。

免疫组化:Ki-67(+,60%)、
P53(突变型)、MUC5AC(-)、MUC6
(+)、MUC2(+)、CD10(+)、CD-X2(+)、
GPC3(-)、SALL4(-)、CerbB-2(0)、MLH1(+)、PMS2(+)、MSH2(+)、MSH6(+)、
CD31、CD34(显示血管)、D2-40(显示淋巴管)、Desmin(显示黏膜肌层)。

热点讨论

1. 早期胃癌(early gastric cancer,EGC)累及到深在性囊性胃炎(gastritis cystica profunda,GCP)时怎么判断其浸润深度?

赵文婕:GCP 发病机制尚不清楚,可能是先天性的腺体黏膜下异位,或是一些后天性因素所引起,但更多的国外学者强调后者,认为慢性炎症、缺血、手术或息肉切除致黏膜缺损等因素造成的黏膜肌层完整性的破坏,是上皮腺体迁移至黏膜下层的主要原因。过去多数病例报道 GCP 发生于胃外科手术后(65%),但随着近年来 ESD 及内镜下黏膜切除术(endoscopic mucosal resection,EMR)的发展,没有胃外科手术史的患者越来越多。如本例病变的 GCP 既往并无胃手术史。黏膜下异位腺体并不意味着癌变,GCP 合并癌变是偶然的单纯合并现象,还是有某种因果关系目前并没有定论。然而,已有多名学者报道了 EGC 与 GCP 共存的现象,还有的学者认为 GCP 是一种癌前病变。但癌累及深囊的报道很少,结合现有的报道判断其深度,认为癌如果累及深囊,首先看深囊是否维持其原有的结构,另外看周围是否有促纤维组织反应,必要时行马松染色观察。比如本病例,虽然累及深囊,但深囊原有的结构并未破坏,且周围没有促纤维组织反应,因此,不能算作黏膜下浸润。

逯艳艳:GCP 是指胃腺体向黏膜肌层以下生长,并伴囊性扩张的良性疾病,男性好发,病变多位于贲门、胃体。近年来有很多囊性胃炎与早期胃癌共存的病例报道,有学者认为,在含有 GCP 的病变中,基因突变和细胞动力学增强,进一步支持

了 GCP 可能是癌前病变的假说，但目前尚有争议。此病例就是典型符合这些表现，根据该病例相关放大内镜表现定性诊断相对容易，但通过白光及放大胃镜无法判断其合并有 GCP，其没有典型的黏膜下隆起、息肉样隆起及黏膜皱襞肿大肥厚等表现，笔者行超声胃镜及病理后才明确有 EGC 合并 GCP，并引起深度判断的一个讨论。对于发生于贲门及胃体的 EGC 病例，建议有超声内镜检查的中心完善 EUS 检查，以免遗漏 EGC 合并 GCP 这部分病例，以及对深度判断提供帮助，但金标准还需病理诊断的"拍板"，排除黏膜下浸润及血管内癌栓。根据此病例相关免疫组化的结果，同意笔者观点，不考虑黏膜下浸润，但建议如有条件可完善弹性纤维染色。

陈光勇：胃体上部早期胃癌的特点有下面几点：① ESD 标本显示部分呈除菌后胃癌的组织学特点，因此对胃黏膜检查前，需要明确患者病史，比如有无除菌史、服药情况、肿瘤家族史等情况，这样在行胃镜的过程中目的性更强，也能结合患者病史合理解释内镜下改变，同时向病理医师提供相关病史，有助于精准的病理判断；②深在性囊性胃炎往往在近端胃出现,ESD 标本中早期胃癌合并 GCP 的情况并不少见，病理诊断中需要首先明确肿瘤和非肿瘤的区域，特别是 GCP 部分是不是有肿瘤，如果 GCP 存在肿瘤需要考虑是 GCP 原发性肿瘤还是表面胃黏膜肿瘤累及 GCP。如果是后者，那就需要仔细判断肿瘤累及 GCP 是否有浸润并判断浸润深度，目前对这种现象没有统一的认识，但如果累及区域有促纤维组织反应，就应该判断是浸润性癌。

2. EUS 检查的意义是什么?

赵文婕：鉴于 GCP 缺乏特异性黏膜改变，单纯用普通白光内镜和（或）放大内镜等检查很难对其定性诊断，常规浅表活检也不易获得黏膜下组织，而超声内镜有助于协助诊断。Machicado 等研究了 15 例文献报道，发现黏膜下层均匀的低或无回声囊性改变为 GCP 较特异的超声征象。福建省立医院消化内镜中心邓万银等研究 60 例早癌中发现 17 例符合 GCP 病理诊断标准，其中 16 例术前应用 EUS，11 例见单发或多发大小不等的均匀低或无回声区，考虑合并 GCP，阳性率高达 68.7%。部分 GCP 病例并未发现超声内镜下黏膜下层囊性回声，可能是因为超声内镜未对病变所有层面进行扫查，导致两者诊断率的差异。而在研究同期，4 例早癌病例中 EUS 可见囊性回声，但病理诊断并不符合 GCP，考虑囊性回声可能为单纯炎症后的改变而无异位腺体。另外，超声内镜引导下细针穿刺可取得黏膜下层组织，对 GCP 进行定性诊断，但其准确性受活检组织大小及病变本身形态大小的限制。综上所述，EUS 对 GCP 的诊治具有重要意义，GCP 与 EGC 的关系不能以简单的偶然现象解释，GCP 或许是胃癌发生的某一环节，EGC 可能为这一部分 GCP 病例的发病病因，临床工作中需警惕。一旦发现黏膜下层均匀低或无回声囊性改变须高度怀疑 GCP 可能，结合

NBI 放大内镜表现，具有异型增生征象者，建议行内镜治疗，警惕其恶变潜能，争取较好的预后。

逯艳艳：GCP 临床少见，其确诊需要结合临床表现、实验室检查结果、影像学特征及病理组织学改变等进行综合分析。近年来随着 EUS 技术的不断完善和发展，其对于 GCP 的诊断发挥着越来越重要的作用和价值，但对其诊断结果需客观、谨慎看待，需与胃恶性肿瘤、间质瘤、平滑肌瘤、脂肪瘤、神经鞘瘤、胃内翻性增生性息肉、淋巴瘤等鉴别，尤其是 EGC 合并 GCP 时需谨慎判断其深度，以免影响其后期治疗，其诊断金标准仍是组织病理学检查。

病例小结

该病变为经典的萎缩范围内发生的肠型分化型肿瘤，发现及其诊断均不困难；同时在内镜及组织学上还表现出除菌后"马赛克"样改变，同时合并 GCP。GCP 多于上部胃出现，符合其临床特点；病变部位黏膜下层多发的囊性病变，因相对较小，病变整体在内镜下表现没有特殊，如果囊性病变较大，可能会在内镜下表现出黏膜下隆起的情况，对内镜判断病变的深度有干扰；虽然该病变多发的囊性病灶在 20 MHz 超声探头下有所显示，但其对浸润深度的判断并没有帮助。因此，准确的浸润深度依赖于术后的病理评估；当合并深囊病变黏膜下层出现肿瘤细胞时，判断其浸润深度是相对困难的，需要通过观察肿瘤细胞是直接突破黏膜肌层达黏膜下层的，还是随着深囊到达的黏膜下层，以及周围有无促纤维组织反应来判断真正的浸润深度。

参考文献

[1] Kotelevets SM, Chekh SA, Chukov SZ. Updated Kimura-Takemoto classification of atrophic gastritis[J]. World J Clin Cases, 2021, 9 (13): 3014-3023.

[2] Mototsugu Kato, Shuichi Terao, Kyoichi Adachi, et al. Changes in endoscopic fifindings of gastritis after cure of H. pylori infection: Multicenter prospective trial[J]. Digestive Endoscopy, 2013, 25 (3): 264-273.

[3] 三宅直人，三岛利之，中堀昌人，他. 早期胃癌の深達度診断—超音波内視鏡検査 [J]. 胃と腸，2015，50：619-627.

[4] 八尾建史，富永桂，土山寿志，他. 早期胃癌の深達度診断—拡大観察の現状 [J]. 胃と腸，2015，50：616-618.

[5] Naotaka Ogasawaraa, Hisatsugu Nodaa, Yoshihiro Kondo, et al. A case of early gastric cancer arising from gastritis cystica profunda treated by endoscopic submucosal dissection[J]. Case Rep Gastroenterol, 2014, 8 (3): 270-275.

[6]Lee TH, Lee JS, Jin SY.Gastritis cystia profunda with a long stalk[J].Gastrointest Endosc，2013，77（5）：821-822.

[7]Machicado J，Shroff J，Quesada A，et al.Gastritis cystica profunda：Endoscopic ultrasound findings and review of the literature[J].Endosc Ultrasound，2014，3（2）：131-134.

[8]邓万银，林瀛，何利平，等.深在性囊性胃炎合并早期胃癌的内镜诊治初步探讨[J].中华消化内镜杂志，2015，32（9）：591-594.

[9]Ochiai M，Matsubara T，Zhi LZ，et al.Gastritis cystica polyposa associated with a gastric stump carcinoma，with special reference to cell kinetics and p53 gene aberrations[J].Gastric Cancer，2000，3（3）：165-170.

病例 6 胃体下段小弯 0-Ⅱc

基本信息

病例提供：于卫华　空军军医大学第一附属医院

病例整理：王　雨　西安市中心医院

病例指导：刘志国　空军军医大学第一附属医院

　　　　　李晓波　上海交通大学医学院附属仁济医院

　　　　　陈光勇　首都医科大学附属北京友谊医院

　　　　　金木兰　首都医科大学附属北京朝阳医院

病变部位：胃体下段小弯侧

病变形态：0-Ⅱc

病史介绍

患者女性，59 岁，因"反酸、口苦、口臭半年"于我院门诊行胃镜检查。胃体下段小弯侧偏前壁似可见一处不规则 0-Ⅱc 型病变，色泽略发黄，白光、NBI 及靛胭脂染色观察边界不清，NBI 观察可疑病变区域表面微结构与周围黏膜相比有异型性；胃镜结果提示：慢性萎缩性胃炎（O1 型）、胃体小弯侧黏膜病变性质待定。活检病理结果提示：黏膜内查见少许印戒细胞癌。患者既往 2016 年于我院行胃镜检查提示：慢性萎缩性胃炎。

背景黏膜情况

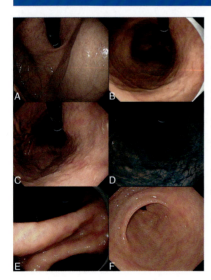

胃窦、胃角、胃体小弯侧至贲门黏膜较粗糙，色泽红白相间明显，萎缩线跨过贲门（病例 6 图 1A 至病例 6 图 1F）；靛胭脂染色可见胃小区大小不一，小弯侧黏膜呈颗粒样改变，提示萎缩范围为 O1 型（病例 6 图 1D）。胃体大弯未见明显弥漫性发红、点状发红及黏膜水肿等现症感染依据，小弯侧可见广泛的片状红斑及地图样发红改变（病例 6 图 1C），提示除菌后改变。背景黏膜总结：木村－竹本分型 O1 型，Hp 既往感染。

病例 6 图 1

内镜精查

胃体下部小弯侧偏前壁似见一处Ⅱc型病变，不规则，部分边界不清晰，略发黄，中央混杂点状发红（病例6图2A）。NBI非放大观察病变呈茶褐色，分界线（demarcation line，DL）存在，呈棘状，凹陷处表面微结构与周围黏膜相比有异型性，中央可见多发片状萎缩肠化黏膜，未见典型的褪色、断崖征等未分化癌的特征（病例6图2B）。醋酸染色呈褪色性改变，NBI下腺体小型化、致密、排列紊乱（病例6图2C、病例6图2D）。

NBI放大观察口侧边界可见表面微结构不规则，微血管扩张、迂曲；局部可见活检后瘢痕（病例6图2E、病例6图2F）；放大病变中央区域偏口侧局部微血管异型性明显，似可见波浪状血管，腺体稍稀疏，结构不规则，排列紊乱，部分区域窝间部（intervening part，IP）增宽（病例6图2G、病例6图2H）；病变肛侧区域边界存在，微血管呈网格状，腺体结构观察不清（病例6图2I、病例6图2J）。

总结：DL存在，存在不规则微血管及微结构，肿瘤性病变性质明确，患者部分区域存在未分化特征，但也有部分区域分在棘状边界、网格状血管等分化型癌特征。

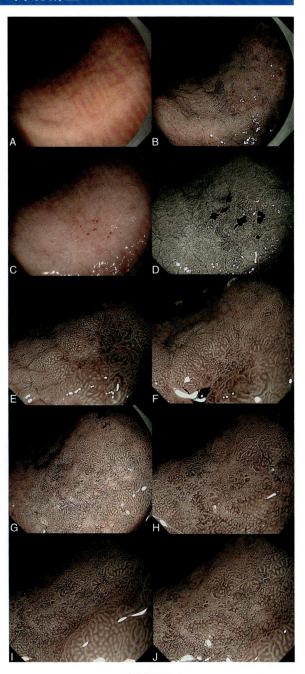

病例6图2

四象限活检

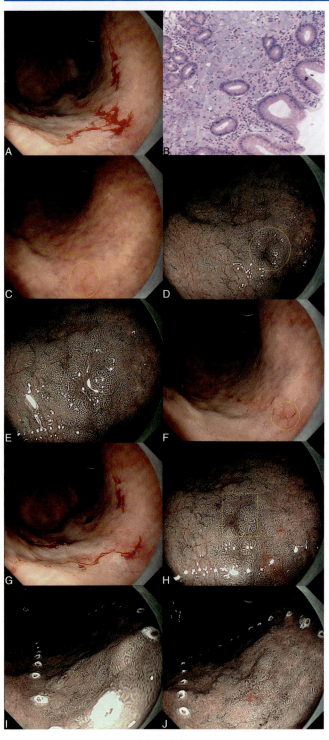

病例 6 图 3

门诊活检提示印戒细胞癌，为进一步确定病变边界，行四象限阴性活检，肛侧活检为阳性（病例 6 图 3 A、病例 6 图 3 B），提示病变边界判断有误。

再次回顾病例，发现紧邻病变肛侧另可见一处较小的 Ⅱ c 型病变，与之前的病变似乎不相连，中央可见非癌上皮覆盖（病例 6 图 3 C、病例 6 图 3 D）；醋酸染色亦呈褪色性改变（病例 6 图 3 F）；NBI 观察微结构有异型性（病例 6 图 3 E）；对比活检后图片，考虑肛侧活检部位为该区域（病例 6 图 3 G、病例 6 图 3 H）。

包含肛侧小病变后，考虑患者病变整体大小约 30 mm×12 mm，局限于黏膜层，手术对患者的生活质量影响很大，并且患者拒绝外科手术治疗，对患者行 ESD 切除，ESD 时根据活检后瘢痕肛侧区域行扩大切除（病例 6 图 3 I、病例 6 图 3 J）。

术后标本

术后离体标本使用白光（病例6图4A）、NBI（病例6图4B）和结晶紫染色（病例6图4C）进行观察。

放大观察病变口侧微血管呈网格状，腺体不规则，排列紊乱（病例6图4D、病例6图4E）；病变中央区域偏口侧微血管的异型性较明显，微血管扩张、扭曲，呈不规则或破碎的网格状，腺体大小不等，排列紊乱（病例6图4F、病例6图4G），中央区域偏肛侧微血管呈网格状（病例6图4H）；病变肛侧呈相对规则的网格状，腺体结构变小、密集排列（病例6图4I、病例6图4J）。

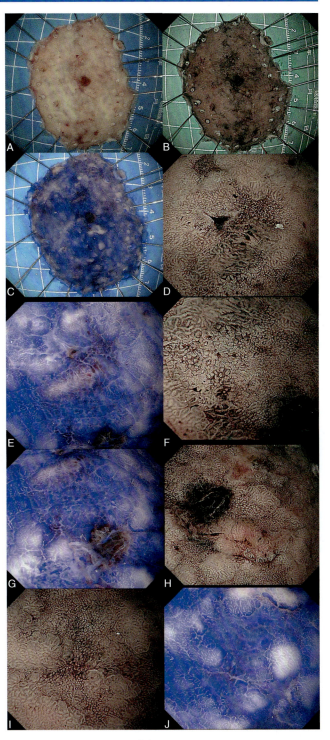

病例6图4

术后内镜病理对照

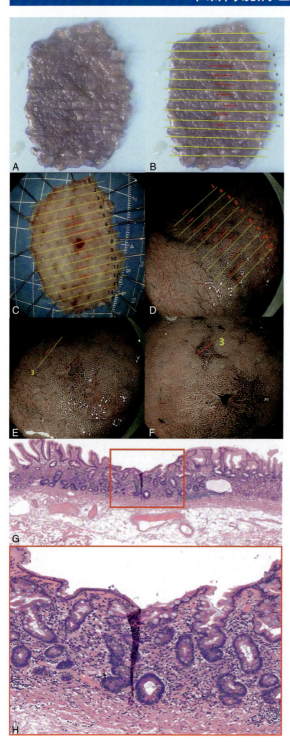

病例 6 图 5A 为体外改刀图，病例 6 图 5B 为体外复原图，病例 6 图 5C 为体外内镜复原图，病例 6 图 5D 为体内复原图。术后标本共切 15 条组织，病变区域为第 3 ~ 11 条组织。红线区域为肿瘤范围，印戒细胞癌，部分为低分化癌。

病理诊断：印戒细胞癌（sig），部分为低分化腺癌（por2），部分为黏液腺癌（muc），侵及黏膜肌层，sig ＞ por2 ＞ muc，pT1a（M），pHM0，pVM0，pUL0，Ly0，V0。病理分期：pT1aNx。

病变口侧为 3 号组织条，其体内对应位置如病例 6 图 5E、病例 6 图 5F，病变区域（红框内）较小（病例 6 图 5G），与内镜下判断的口侧边界不同；病变区域高倍图显示呈凹陷性改变（病例 6 图 5H），上皮扁平，下方腺体被覆上皮细胞核大深染，复层化，排列拥挤。

病例 6 图 5

5 号组织条为病变靠近中央位置，体内对应位置如病例 6 图 6 A、病例 6 图 6 B 所示。病变区域（红色框）呈塌陷样改变，表层上皮变平，仅残留少量腺体，固有层内可见散在的印戒细胞（病例 6 图 6 C）；（黄色框）病变区域残留少量腺体，其上方为富黏液的印戒细胞，下方为乏黏液的肿瘤细胞（病例 6 图 6 D）；（橘色框）高倍镜下固有内层散在的印戒细胞，并可见残留腺体（病例 6 图 6 E）。

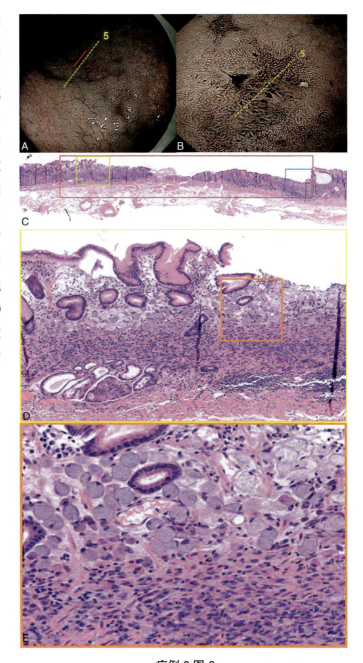

病例 6 图 6

8 号组织为口侧主体病变和肛侧小病变之间区域，内镜下覆盖正常上皮（病例 6 图 7 A、病例 6 图 7 B）。8 号组织条黏膜表层可见癌上皮（黄色框、蓝色框）和非癌上皮（黑色框）交替出现，提示病变不连续，符合内镜下表现（病例 6 图 7 C）。黑色框区域覆盖非癌上皮，高倍镜下观察腺体结构正常，被覆正常的上皮细胞，核位于基底部（病例 6 图 7 E）。而黄色框、蓝色框覆盖癌上皮，高倍镜下观察上皮细胞扁平，未形成腺体结构，其下方可见印戒细胞（病例 6 图 7 D、病例 6 图 7 F）。

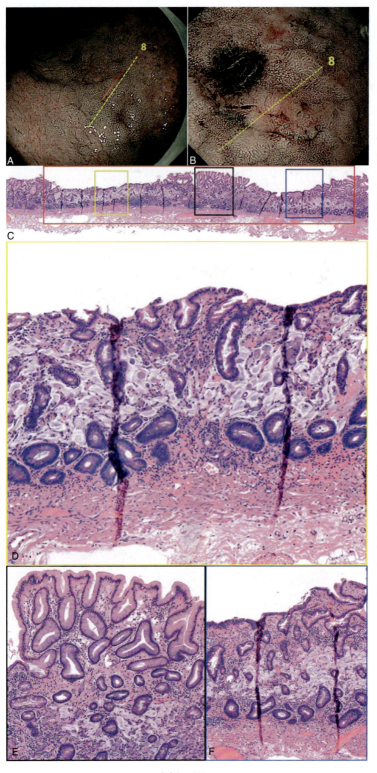

病例 6 图 7

免疫组化

免疫组化结果：MUC5AC（+）（病例6图8A），MUC6（-）（病例6图8B），MUC2（+）（病例6图8C），CD10（-）（病例6图8D），Ki-67（+，30%）（病例6图8E），CD-X2（+），Desmin（+），S100（-），D2-40（-），CD31（-），HER-2（2+，建议做FISH检测）；PMS2（+），MLH1（+），MSH6（+），MSH2（+），pMMR，EBER（-）。

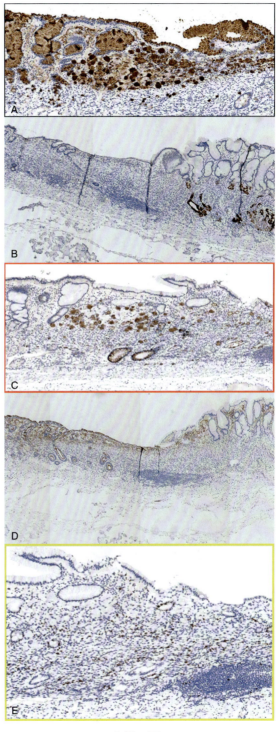

病例6图8

最终诊断

胃体（ESD 切除标本）：黏膜组织 1 块，大小约 50 mm×40 mm，病变大小约 30 mm×12 mm。病理诊断：印戒细胞癌，部分为低分化腺癌，部分呈黏液腺癌，癌瘤侵及黏膜肌层。sig > por2 > muc，pT1a（M），pHM0，pVM0，pUL0，ly0，V0；周围黏膜慢性炎伴肠上皮化生。病理分期：美国癌症联合会（american joint committee on cancer，AJCC）（2017）pT1aNx。

患者术后经评估病变大小最大径约 3 cm，为 ESD 超适应证，建议患者追加外科手术治疗，患者拒绝，目前密切随访中。

热点讨论

1. 对于高危人群筛查时使用常规放大内镜有什么作用？

于卫华：高危人群筛查时如果常规使用放大内镜，发现可疑病变，即可行放大观察，可提高诊断的准确性，并可定点活检，从而提高活检的阳性率。而对于萎缩肠化比较严重的高危患者，在萎缩肠化区域内发现病变比较困难，首先在白光和 NBI 下通过色泽或形态的改变去发现病变；其次，如果使用放大内镜，便可立即放大观察，筛查出肿瘤性病变，避免漏诊和重复检查。对于分化型肿瘤使用 ME-NBI 便可确定病变的边界，而对于未分化癌要结合 NBI 放大和四象限阴性活检来确定肿瘤的边界。

王雨：相对于传统的筛查模式，使用常规放大内镜应用于高危人群筛查，具有一定的创新意义及临床价值。在本例中，患者背景黏膜为 O1 型萎缩、Hp 既往感染，是胃癌的高风险人群。既往的筛查中，我们主要使用白光及 NBI 非放大模式进行筛查，发现可疑病灶后进行活检明确，而常规放大筛查中，可以应用放大内镜结合 NBI，对病变的具体性质及边界进行仔细的判定。本例病变为胃萎缩背景下的Ⅱc 型病变，按照胃癌三角理论可能会判定为分化型肿瘤，而 ME-NBI 观察后可见破碎的网格状血管及少量螺旋状血管（corkscrew pattem，CSP），最终判定存在低分化癌成分，对于判断病变的分化类型和性质，常规放大有着明显优势。

刘志国：本例病变为萎缩肠化基础上出现的未分化癌，这种情况比较少见，但会提示我们在发现早癌的过程中，胃癌三角更多的是帮助我们理解肿瘤的发生，不能生搬硬套。这个病变很容易与单纯的萎缩肠化相混淆，因为病变整个的范围并不是典型的分化型癌的形态。从发现的角度来说，最有帮助的是 NBI 低倍放大，因为可以在看到范围和边界的同时，看到腺体的异常，GIF-HQ290 内镜作为筛查镜可以很好地完成这个任务，当然在更清晰地显示血管改变时，Z 镜可能会更有优势。总之，无论在什么背景上，找到区域性改变并认真观察其边界、血管形态和腺体形态都是发现早癌的基础。

2. 该患者内镜放大基本表现为网格状血管，与病理的低分化及印戒细胞癌常见内镜特征不符，为什么?

于卫华：该患者的病变区域在放大内镜下观察基本都呈不规则或破碎的网格状，表面微结构存在，往往此类表现是分化型肿瘤的特征，但病理却提示为低分化、印戒细胞癌，考虑是因为印戒细胞起源于腺颈部，主要破坏腺体结构，对表面的血管破坏性比较小，另外，病变大部分区域印戒细胞位于黏膜层中部偏上位置，没有到达上皮位置，表面微结构也没有消失。

王雨：典型的低分化癌或印戒细胞癌，以 CSP、波浪样血管、雷纹样血管及腺体白区"幽灵样消失"等为特征，全层型病变则表现为腺体结构被破坏而完全消失。但在本例病变中，可以看到其放大内镜下表现特征与典型低分化癌不同，大部分区域表面腺体结构明显存在，口侧及肛侧血管以不规则网格状血管为主，醋酸染色（病例 6 图 2 D）也证实表面腺管明确存在。这可能与其除菌后背景黏膜具有一定相关性，除菌后肿瘤表面存在正常修复上皮，在部分区域遮盖肿瘤组织，这种表现在术后病理切片中也有体现（病例 6 图 7 C），这也影响了肿瘤的表面微结构及微血管形态。另外，未分化癌主要起源于腺颈部，横向生长，在肿瘤未完全破坏全层结构时，肿瘤中残存大小不一的正常腺管（病例 6 图 7 D），肿瘤血管环绕周围，这可能也是内镜下呈现不规则网格状血管的可能原因之一。

刘志国：同意前面的分析，对于腺体的破坏是造成典型未分化癌表面 CSP 形成和腺体稀疏的原因，但在肠化萎缩的背景黏膜上，腺体会更容易形成绒毛状结构，造成腺体破坏的迟滞，此外与病变处于相对早期的阶段，残留的腺体仍较多有关。

3. 目前 ESD 术后根治度 eCura 评分系统和危险分层主要适用于分化型癌，对于未分化癌尚无统一的标准?

于卫华：未分化癌发生深浸润和淋巴转移的风险比较高，目前 ESD 适应证、术后根治度 eCure 评分系统和危险分层主要适用于分化型癌，针对未分化癌，ESD 的适应证是：< 2 cm,pUL（-）,仅通过病变区域的长径去判断是 ESD 治疗还是手术治疗，确实不够严谨，也是一个值得商榷的问题，需要高质量、大样本的研究和长期的随访结果去进一步论证未分化癌的 ESD 适应证。另外，对于 ESD 术后患者的处理策略，是随访还是追加手术，要根据病变大小、浸润深度、切缘是否阴性、脉管浸润等进行综合判断，给予个体化的处理。

王雨：对于未分化癌的术后根治度评估目前尚缺乏统一的标准，常用的胃癌 eCure 评分系统主要适用于分化型癌，对于未分化型癌并不完全适用，目前对于未分化癌的术后评估也缺乏长期大样本的临床研究支持。临床中，目前我们对未分化癌术后淋巴结转移风险评估主要从病变的大小、浸润深度、表面是否存在溃疡、切除情况、血管及淋巴管浸润等进行判断，当病变局限于黏膜内时，是否存在分层结构也是评估的指标之一。本例患者病变大于 2 cm，虽然无其他高风险因素，也属于ESD 超适应证，应该追加外科手术治疗。

刘志国：作为 eCura 危险分层，在建立的阶段纳入了未分化癌，因此不能说其仅适于分化型癌，但多因素分析中未分化癌并没有作为独立风险因素被筛选出来。其原因可能有两方面：一是该分层在建立时使用的是内镜下切除标本，而日本医生在涉及未分化癌切除时，指征控制得非常严格，因此，这种病例组可能是存在偏倚的；二是目前看来未分化癌并非是个一致的群体，如单纯印戒细胞癌其实预后非常好，而伴有印戒细胞癌的低分化癌则预后不佳，而又有人提出出现"二层楼"样分布的印戒细胞癌预后也很好，这就造成一个问题，我们如何区分好与不好预后的含有印戒细胞的低分化癌，尽管既往曾经试图建立过印戒细胞癌的病理共识，但仍存在争议和不一致性。可能还需要结合预后及免疫组化的黏液表型进行更多的验证。归根结底，胃癌是非常复杂的一类疾病，仅靠简单的标准可能很难达到与预后足够的一致性，使用更多的参数进行人工智能方面的判断有可能是解决的思路，期待相关研究的发表。

病例小结

1. 该病例为萎缩肠化区域内发生的未分化癌，较为少见，发现也比较困难，如果对萎缩肠化程度比较重的高危患者筛查时使用放大内镜，发现可疑病变，及时进行放大观察，并定点活检，可提高肿瘤性病变的检出率和活检的阳性率，避免漏诊和重复检查。

2. 未分化癌边界的判断一直是难点，因其癌表面可能覆盖非癌上皮，或者病变不连续，呈"跳跃征"改变，而萎缩肠化背景内未分化癌边界的判断更是难点，要结合 ME-NBI 和四象限阴性活检来确定未分化癌的边界。

3. 混合型未分化癌发生局部深浸润和淋巴结转移风险更高，预后也较纯印戒细胞癌更差，而目前对于未分化癌的内镜治疗及预后评价标准仍没有达成共识，因此需要谨慎制订治疗方案、预后评价和随访策略。

参考文献

[1]Hatta W, Gotoda T, Oyama T, et al.A scoring system to stratify curability after endoscopic submucosal dissection for early gastric cancer："eCura system"[J].The American journal of gastroenterology, 2017, 112 (6)：874-881.

[2]Murai K, Takizawa K, Shimoda T, et al.Effect of double-layer structure in intramucosal gastric signet-ring cell carcinoma on lymph node metastasis：a retrospective, single-center study[J].Gastric Cancer, 2019, 22 (4)：751-758.

[3]Mariette C, Carneiro F, Grabsch HI, et al.Consensus on the pathological definition and classification of poorly cohesive gastric carcinoma[J].Gastric Cancer, 2019, 22 (1)：1-9.

病例 7　胃窦大弯 0-Ⅱc+Ⅱa

基本信息

病例提供：彭廷发　武警四川省总队医院

病例整理：王　雨　西安市中心医院

病例指导：刘志国　空军军医大学第一附属医院

　　　　　王　雷　南京大学医学院附属鼓楼医院

　　　　　陈光勇　首都医科大学附属北京友谊医院

病变部位：胃窦大弯

病变形态：Tpye 0-Ⅱc+Ⅱa

病史介绍

　　患者男性，76 岁，既往体健，主因"1 个月前出现腹胀及腹痛"来院就诊。专科查体无特殊。碳呼气试验 Hp（-），既往无明确除菌史。于我院行精查胃镜提示：胃窦黏膜轻微花斑样改变，散在充血水肿结节，表面稍凹陷糜烂。其中大弯侧可见"倒三角形"分布病灶，表面发红粗糙，以凹陷为主，局部稍隆起，病变大小约 20 mm×20 mm。NBI 下青褐色相间，放大后可见病灶边界较清晰，并见不规则微血管及微腺体结构。内镜诊断考虑早期分化型胃癌。

背景黏膜情况

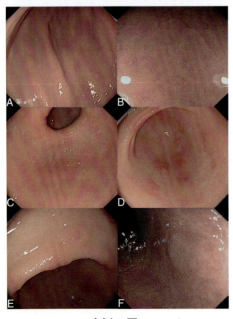

胃体黏膜轻微充血水肿，皱襞无明显肿胀（病例 7 图 1 A）。ME-NBI 模式下腺管开口呈蜂巢状，部分开口拉长，集合静脉模糊不可见，Hp 感染状态不明确（病例 7 图 1 B）。体窦交界区域 F 线明显（病例 7 图 1 C）。胃窦花斑样改变，稍苍白感，散在不规则充血水肿结节，局部表面凹陷（病例 7 图 1 D）。在萎缩背景下出现的多灶性发红病灶需要重视，近景观察多处结节，大部分呈疣状突起，表面轻度发红，边界不清（病例 7 图 1 E）；NBI 下色调较均匀，表面结构较规则（病例7 图 1 F）。

病例 7 图 1

内镜精查

胃窦大弯可见直径约20 mm"倒三角形"0-Ⅱc＋Ⅱa型病灶（病例7图2A）。靛胭脂染色后病灶边缘勾勒较清晰，病灶整体着色较差，胃小沟结构不规则（病例7图2B）。NBI模式下病灶呈青褐色交替分布，褐色区域以凹陷为主（病例7图2C）。黄框区域弱放大可见口侧边缘不规则、模糊，凹陷处腺体呈大小不一颗粒状，内部黏膜稍隆起，表面结构较规则（病例7图2D）。黄框区域强放大后可见不规则腺体内袢状血管管径不一，考虑肿瘤，隆起处可见亮蓝嵴，腺体及血管较规则（病例7图2E），考虑非肿瘤。红框区域整体凹陷，弱放大见腺体较稀疏，中央区域腺体结构不可见（病例7图2F）。进一步放大可见不规则网格状血管及袢状血管（病例7图2G）。白框区域凹陷处腺体与红框结构类似，周围可见稍隆起扩张腺体，呈乳头状改变（病例7图2H）。蓝框区域整体同前，局部覆黏液不可见（病例7图2I）。偏口侧可见与红框区域相连接，考虑以上区域为一整体病灶（病例7图2J）。

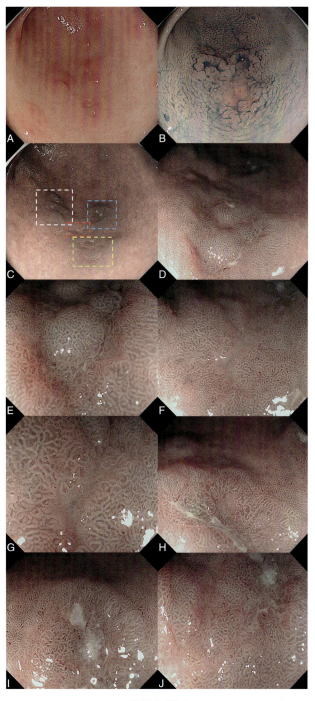

病例7图2

术后标本

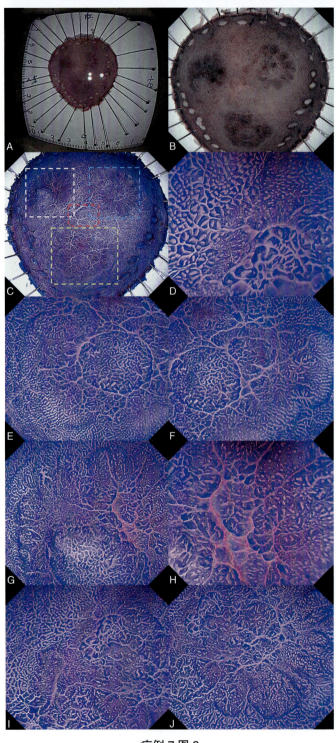

病例 7 图 3

内镜精查可确定病灶为分化好的早期胃癌，没有明显深浸润证据，符合 ESD 适应证。术后标本大小约 40 mm×38 mm，标记点完整（病例 7 图 3A）。NBI 水下观察标本形态及色调特点与术前一致（病例 7 图 3B）。结晶紫染色后病灶整体着色较深，腺体致密，边界较清晰（病例 7 图 3C）。红框区域可见典型不规则密集筛孔样腺管开口结构（病例 7 图 3D）。黄框区域凹陷处腺体呈不规则分支及颗粒状改变，隆起处腺体异型性较小，腺体稍拉长分支（病例 7 图 3E、病例 7 图 3F）。白框内整体为异型性明显的不规则筛孔样腺体，部分上皮扩张（病例 7 图 3G、病例 7 图 3H）。蓝框内结构与前类似，部分腺上皮扩张，该区域术前观察时覆盖黏液，结合病灶整体的分化程度，考虑可能为修复而非分化程度降低所致（病例 7 图 3I、病例 7 图 3J）。

术后内镜病理对照

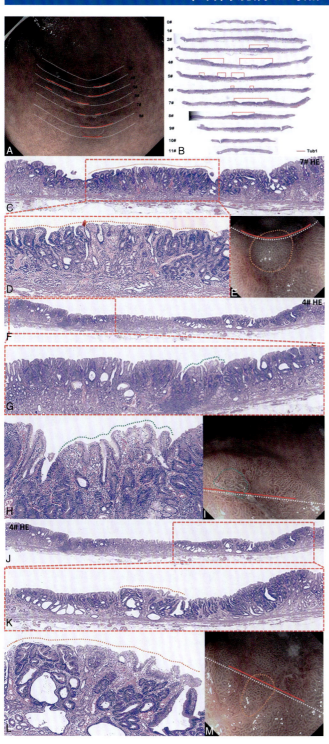

病理诊断为高分化管状腺癌，肿瘤局限于黏膜内，无脉管系统浸润，无溃疡形成，垂直及水平切缘均阴性，病灶整体分布不连续（病例7图4A、病例7图4B）。7号组织条显示凹陷处为肿瘤暴露区域，隆起处表面为低异性上皮，隆起原因考虑为残留固有腺及增生的毛细血管占位所致（病例7图4C至病例7图4E）。4号组织条左侧展示在典型的密集管状肿瘤腺管中可见局部的非癌上皮覆盖，对应内镜所见扩张的隐窝边缘上皮（病例7图4F至病例7图4I）。4号组织条右侧偏中央区域可见与7号组织条类似的低异性上皮，在内镜仅表现为腺体的轻微拉长及袢状血管的轻微扩张扭曲（病例7图4J至病例7图4M）。

免疫组化显示肿瘤MUC2局部（+）（病例7图4 N、病例7图4 O），CD10（+）（病例7图4 P、病例7图4 Q），CD－X2（+）（病例7图4R），MUC5AC局部（+）（病例7图4S），MUC6局部（+）（病例7图4 T），MUC5AC与MUC6在局部区域混合表达，Ki-67弥漫（+）（病例7图4 U），P53（局部+，野生型）（病例7图4 V），考虑为以肠型为主的胃肠混合型肿瘤。

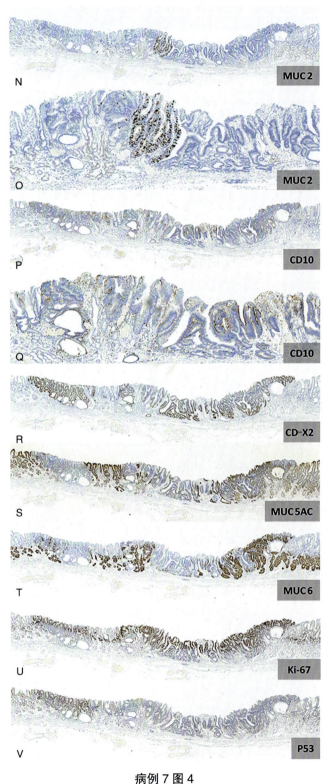

N MUC2

O MUC2

P CD10

Q CD10

R CD－X2

S MUC5AC

T MUC6

U Ki-67

V P53

病例7图4

最终诊断

胃窦高分化管状腺癌（tub1，胃肠混合型，肠型为主），大小约 22 mm×20 mm，Type 0-Ⅱc＋Ⅱa 型，pT1a（M），Ly0，V0，pHM0，pVM0，pUL0，术后分级为 eCure A。背景黏膜：萎缩（+），肠化（-），淋巴组织增生（++），活动性炎症（-）。

热点讨论

1. 如何在类似于糜烂性胃炎或疣状胃炎的环境下判断病变的性质？

彭廷发：该例为高龄患者，碳呼气试验阴性，既往没有明确的除菌史，内镜下观察胃体黏膜集合静脉较为模糊，放大观察腺体结构炎症等级基本为 B1（八木一芳，AB 分型），考虑 Hp 感染不明确或者短暂感染已自发清除。而胃窦的萎缩程度也比较轻微，胃角没有明显萎缩化改变，木村-竹本分型为 C1 型。在这样的背景黏膜中出现了多发的隆起性糜烂灶，应该引起我们的重视，原因在于在这样一个轻度炎症反应的胃环境中，胃窦大概率不应出现明显的活动性炎症，而多发的疣状胃炎结节既往也有报道提示可以合并出现肿瘤性病灶。值得强调的是，内镜检查时，当发现一处病灶时，不要急于对病灶进行放大观察及活检，我们应该继续搜索病灶周围及胃内其余区域，若发现第二处病灶，个人建议可以再退至齿状线重新进行一次全胃排查，以期充分排除同时性多发癌的可能。具体到本例病灶，对疣状结节逐个观察后发现，大部分的病灶虽有不同程度的发红，但色调与周围黏膜有过渡感，顶端的凹陷结构比较单一（病例 7 图 1E）；切换到 NBI 模式可以发现规则表面纹理结构及亮蓝脊，没有青褐色调出现（病例 7 图 1F）。在多处病灶中筛选出大弯侧 3 处紧邻的可疑病灶，与周围病灶相比，高危病灶表现出明显发红的色调，有边界并伴有毛刺样改变，表面粗糙不平，从边缘到中央呈现出隆起→凹陷→隆起的复杂变化（病例 7 图 2A）。

王雨：类似于糜烂性胃炎或疣状胃炎的环境是我们在胃镜诊断中经常会遇见的情况，多见于胃窦部，在多发类似病变中发现肿瘤性病变的确非常困难。因此，我们首先需要明确的是多发病灶是否为真正的"糜烂"，胃窦部多发发红的凹陷性病变，大多数情况为多发肠化灶，部分可能为京都胃炎中所描述的"章鱼盘样"胃炎。所以，任何时候我们对病变性质的判断都离不开背景黏膜的准确判定，即 Hp 感染状态、萎缩范围的判断。胃窦多发肠化灶，多见于 Hp 除菌后萎缩背景黏膜中，是肠型胃癌的高发区，我们需要在多发发红的肠化灶中寻找其中"与众不同"的地方，比如白光下发黄的病灶、边界更加不规则的区域、有自发性出血的区域，或 NBI 观察在青色的病灶中寻找红茶色调等。单纯的肠化灶，边界相对规则，中央呈密集但规则的腺管结构，周围呈现略扩张的幽门腺的上皮结构，而肿瘤性病变中央则大多呈现不规则的网格状结构，边界呈棘状或毛刺状。总之，在这种相对复杂的胃内环境下，还是需要首先判断背景黏膜，其次在白光或 NBI 辅助下以非放大模式搜寻可疑病灶，最后再应用放大内镜确定病变性质。

刘志国：本例病变属于在非萎缩环境中出现的多发片状黏膜改变，其发生原因不清，可能与既往感染或者胆汁反流相关，将其描述为"糜烂"是常见但却不正确的做法。这些病灶主要是局部的黏膜发红，表面结构通常是完整的，不符合糜烂表面结构破坏的形态。病例 7 图 2B 在靛胭脂染色后可以很明确地显示出病灶周围的黏膜改变，这些改变通常的性质是肠化，因在胃酸环境下，可以显示明显的发红。如果对比来看，肿瘤性与非肿瘤的鉴别主要在病变的大小、边界的规则性，这点在前面的陈述中已经说明得非常充分了。这里想强调一下，我们经常在谈萎缩肠化的环境中考虑分化型肿瘤，但在这种萎缩不明显的背景下也要根据 NBI 放大图像去考虑有肿瘤的可能性，因此类似于"胃癌三角"这样的理论对我们更有帮助的是如何理解肿瘤的发生，但在实际工作中更需要的是首先发现病变，然后进一步进行诊断，而不是局限在固定的理论套路上。就我自身的工作经验来看，在碰到这种多发黏膜改变的时候，用 NBI 低倍放大或近摄（Near Focus）进行扫查具有相对较高的筛选效率（病例 7 图 2D）。

2. 对于距离较近的多发病变，如何判断其是否为连续病变？其价值何在？

彭廷发：对病灶进一步放大观察，通过发现 3 处病灶相连且结构相似推断出 1 处病灶被正常黏膜不规则分割导致了这种现象，通过术后的病理分析复原，我们发现导致边缘隆起的原因是反应性增生，而凹陷是管状腺癌结构暴露至表面所致，这种现象在分化型胃癌中较为常见，而中间的隆起则是增生的毛细血管、非癌上皮以及低异性上皮覆盖所形成。非癌上皮是指在肿瘤区域的表面覆盖的正常上皮，一般细胞呈规则柱状有极性排列，核浆比正常，细胞核成杆状居于基底部；低异性上皮和非癌上皮的区别在于细胞排列规则性下降，但仍有极性，细胞核可呈梭形或卵圆形，核浆比可有不同程度升高，但都明显低于癌腺体细胞。这类上皮对肿瘤外观的影响已经被广泛提及，可以由除菌及促黏膜修复等治疗导致。这种现象不仅可以改变肿瘤表面微结构，让肿瘤区域更加接近正常黏膜结构，还能在宏观上导致肿瘤形态及边界的改变。有研究显示，低异性上皮和癌组织具有基因同源性，但生物学行为更接近正常组织，尚不确定低异性上皮是肿瘤向周围进展还是正常上皮试图修复肿瘤过程中所出现的结果，结合既往经验及本例病灶形态而言，个人认为可能更倾向于后者，出现这种现象往往提示病灶预后更好。对这类现象深入了解并动态想象其发展过程，有助于我们对肿瘤病灶形态及状态做出更合理的评估。

王雨：对于距离较近的多发病灶，存在两种可能性，即多发病灶为各自独立病变，以及多发病灶实际为一个整体病变的不同区域。第一种情况，各病灶之间相互不连续；而第二种情况，各病灶之间存在相互连接的部分。大多数情况，借助 NBI 结合放大内镜，沿着病变边界进行环周观察，是比较容易判断病变范围及边界情况的，也可以判断各病灶是否连续。但在除菌后胃黏膜背景中，在再生上皮修复覆盖癌上皮后，或在未分化癌中癌在腺颈部侵袭生长而表面为非癌上皮时，可能会存在判断困难，这就需要我们应用 ME-NBI 仔细观察表现血管的形态，以及上皮继发性改变，必要时可以借助病理活检判断。而我们判断病变为一个病灶还是多发独立病灶，对于临床诊疗也是有着重要意义的，出现多发独立病灶，提示患者存在同时性多发癌，这就需要我们警惕患者胃内是否还有其他同时性癌可能，需要进行仔细的术前全胃精查，以避免漏诊病变。而对于病变性质有低分化成分的，如果出现多发病灶，更需要警惕，是否存在胃内多发转移或本身为遗传性弥漫性胃癌可能，对于选择内镜下治疗需要慎重，必要时应明确诊断后外科手术治疗。

刘志国：对于多发距离相近病变，在治疗上没有太多的影响，但在评估患者后续的异时性癌风险上，可能会有比较大的影响。本例病变因为萎缩肠化并不显著，因此出现单发病变后及时得到处理，其异时性癌的风险并不大，而如果三处是独立病灶，则风险会显著增高。另外有助于我们对早癌发生的理解，如果该病变为多发病灶，与其背景是不匹配的，在这种情况下，需要继续寻找可能的风险因素，并敦促患者谨慎复查。这些认识的提高都是在内镜和病理对照的前提下完成的，需要内镜医生和病理医生的良好沟通，在我国目前病理医生缺乏、工作负荷重的大背景下，需要内镜医生能够具备一定的病理知识。

3. 胃癌的胃肠型判断的逻辑与价值是怎样的？

彭廷发：胃是发生消化道癌症类型最多的器官，胃癌的分型方式也较多，其中，从黏液质表型可将其分为胃型、肠型及混合型，各型之间可存在转变，这样的分型有助于我们了解肿瘤的演变及更好地分析病灶性质，也有文献提出不同的黏液质表型提示不同的临床预后。病理上，胃型胃癌常表现为 MUC5AC 及 MUC6 阳性，肠型胃癌则表现为 MUC2 及 CD10 阳性。在放大观察时，胃型胃癌较多呈现为颗粒乳头状，内部可见不规则增粗扩张的环状或祥状血管。而肠型胃癌多见于萎缩状黏膜，一般可见不规则的筛孔状腺管开口，周围围绕着不规则的网格状血管，有时我们也能在病灶周围和内部见到亮蓝脊或者白色不透明物质。当然这些结构也可以同时存在，提示有混合型黏液质表型的可能。

王雨：胃癌的胃肠型，存在多种分类体系主要包括：① Lauren 分型。分为弥漫胃型、肠型、混合型和未分类型；②中村分型。分为胃型（未分化型）、肠型（分化型）；③黏液蛋白分型。分为胃型、肠型、混合型、未分类型。其中黏液分型是目前临床使用较多的胃肠分型，主要通过 MUC5AC、MUC6、MUC2、CD10 四种免疫标志物进行分型，MUC5AC 及 MUC6 是胃黏液表型标志物，而 MUC2 及 CD10 是肠黏液表型标志物，单纯胃标志或肠标志物阳性为单纯胃型或肠型，胃肠标志物均阳性为胃肠混合型，四种标志物均阴性为未分类型或裸型。需要强调的是临床中常用 CD-X2 是肠转录因子，不能作为胃肠黏液表型判断依据。临床中所见黏液表型以胃肠混合型及肠型多见，胃型次之，未分类型最少见。胃肠表型的主要意义在于胃型肿瘤与肠型肿瘤在肿瘤部位、大小、外观以及其恶性程度、侵袭性均有一定差异。从内镜下表现判断，胃黏液表型病变周围黏膜萎缩更轻，病变大小相对更大，颜色多呈现等色调或退色调改变，Ⅱb 型形态病变边界多不清晰，放大观察其表现微结构有乳头样外观，而肠黏液表型病变周围黏膜萎缩肠化明显，病变大小较胃型小，颜色发红为主，边界清晰，表观结构多呈现管状。而从分化程度及侵袭性上看，胃黏液表型相对分化更差，侵袭性更强。因此，胃癌的胃肠型判断内镜下可以根据背景黏膜、病变形态及表面微结构等推测，最终诊断需依靠免疫组化；而对黏液表型的判定，病变的分化程度及侵袭性有一定价值，具有临床意义。

陈光勇：在黏液表型上区分胃肠型是具有意义的，肠型肿瘤相对均质性较强，多在萎缩肠化基础上出现，而胃型则充满变数，甚至于目前缺乏为大家公认的合理分型。在过去经常会提及胃型肿瘤的预后不佳，容易出现低分化成分，其实是比较片面的。首先由于胃型肿瘤起源的不同，造成其生物学行为和预后都有所差异。近年来常提及的胃底腺癌预后就比较好，而幽门腺腺瘤虽然癌变率较高，但临床上也常能在内镜下达成根治性切除。因此，区分黏液表型的价值主要在于深化我们对胃癌发生的理解，从而与其预后和内镜下切除指征直接关联起来，才能更好地提高胃癌的诊治效果。

病例小结

在萎缩性胃炎背景中出现的炎症性病灶往往是需要我们格外注意且需和肿瘤进行重点鉴别的。多发病灶要逐个观察分析，对于可疑病灶常规利用放大胃镜的优势进行迅速的判断。本例病变看似 3 处紧邻病灶，实则为 1 处病灶，出现这种情况是由于肿瘤与非癌及低异性上皮交叉分布，正常组织试图修复肿瘤组织而导致的。这种现象在除菌后胃癌中较为常见。该病例通过精准的病理复原可以确认到肿瘤腺体与非肿瘤腺体的交错分布、非癌及低异性上皮覆盖部分肿瘤组织，也佐证了我们这一推断。所以即使对于高分化胃癌的内镜诊断，也需要我们充分考虑到各种因素可能导致病变结构及范围不清的问题而加以警戒。

参考文献

[1] Takita M, Ohata K, Inamoto R, et al. Endoscopic and histological features of Helicobacter pylori-negative differentiated gastric adenocarcinoma arising in the antrum[J]. JGH Open, 2021, 5 (4): 470-477.

[2] Ito M, Kotachi T, Boda T, et al. Early gastric cancer discovered after Helicobacter pylori eradication therapy[J]. Gastroenterological Endoscopy, 2018, 60 (1): 5-13.

[3] Kitamura Y, Ito M, Matsuo T, et al. Characteristic epithelium with low-grade atypia appears on the surface of gastric cancer after successful Helicobacter pylori eradication therapy[J]. Helicobacter, 2014, 19 (4): 289-295.

[4] Masuda K, Urabe Y, Ito M, et al. Genomic landscape of epithelium with low-grade atypia on gastric cancer after Helicobacter pylori eradiation therapy[J]. J Gastroenterol, 2019, 54 (10): 907-915.

[5] Senapati S, Sharma P, Bafna S, et al. The MUC gene family: their role in the diagnosis and prognosis of gastric cancer[J]. Histology & Histopathology, 2008, 23 (12): 1541-1552.

[6] Cavalcanti E, Michele FD, Lantone G, et al. Mucin phenotype of differentiated early gastric cancer: an immunohistochemistry study supporting therapeutic decision making[J]. Cancer Management and Research, 2019, 11: 5047-5054.

[7] Yagi K, Ajioka Y. Endoscopic diagnosis of the gastric cancer discovered after elicobacter pylori eradication[M]. Tokyo: IGAKU-SHOIN LTD, 2016.

病例 8　残胃胃窦 0-Ⅱa

基本信息

病例提供：刘芝兰　张梦岚　逯艳艳　青海省人民医院

病例整理：彭廷发　武警四川省总队医院

病例指导：刘志国　空军军医大学第一附属医院

　　　　　　陈光勇　首都医科大学附属北京友谊医院

病变部位：残胃胃窦

病变形态：Type 0-Ⅱa

病史介绍

患者男性，70 岁，主因"间断腹痛 2 个月"入院。既往 2 年前因"贲门癌"在我院行近端胃切除术；吸烟及饮酒 20 余年，平均吸烟 40 支 / 日，饮酒半斤 / 次，饮酒 2～3 次 / 周，均已戒 2 年。无家族肿瘤病史。查体：剑突下压痛阳性，余未见异常体征。腹部 CT：胃术后改变，残胃未见明显异常。

背景黏膜情况

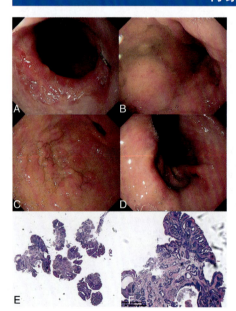

病例 8 图 1

我院门诊行胃镜检查，使用胃镜型号 GIF-H260。

所见：距门齿约 30 cm 处可见吻合口黏膜充血发红糜烂，考虑反流所致，并见手术吻合钉（病例 8 图 1A）。残胃体黏膜粗糙肿胀，有胆汁附着（病例 8 图 1B）。背景黏膜呈花斑样，有萎缩肠化表现，考虑有 Hp 现症感染，萎缩合并肠化及胆汁反流。倒镜观察吻合口黏膜充血发红，部分糜烂覆血痂（病例 8 图 1D）。胃窦大弯及前壁可见较大面积不规则结节隆起灶，色泽不均匀，部分黏膜发红，考虑为残胃黏膜上发生的异时性癌（病例 8 图 1C）。活检可见异型腺体（病例 8 图 1E）。放大观察，黏膜组织背景呈急性及慢性炎，部分腺体密度增加，腺管大小不一、分布不均，核排列紊乱、大小不一，黏膜内可见浸润（病例 8 图 1F）。

内镜精查及治疗

两周后内镜精查使用胃镜型号 GIF-H260Z。

所见：在相对充气比较足的情况下，白光胃镜提示胃窦病变基本同门诊观察，胃窦病变类似于结肠病变中的颗粒型侧向发育型肿瘤（laterally spreading tumor，LST），巴黎分型考虑 0-Ⅱa 型，但前壁侧边界观察不清，可能与充气不充分有关，余边界可见（病例 8 图 2A）。吸气状态下病变整体柔软，无明显僵硬感，考虑病变不深，在黏膜层可能性较大，但由于病变较大，不排除少部分可能累及黏膜下层（病例 8 图 2B）。

NBI 观察整体病变，边界清楚，病变呈茶褐色改变，病变周边有斑片样茶色区域，考虑肠化造成的颜色差异（病例 8 图 2C）。

经靛胭脂染色后，病变边界勾勒明显，表面纹理与周边黏膜不同（病例 8 图 2D）。

病变较大相对放大观察细节较为困难，采用顺时针、低倍镜下放大观察，从红、黄、绿、紫、蓝的顺序观察，病变边界清晰可见，表面腺管不规则、密集，

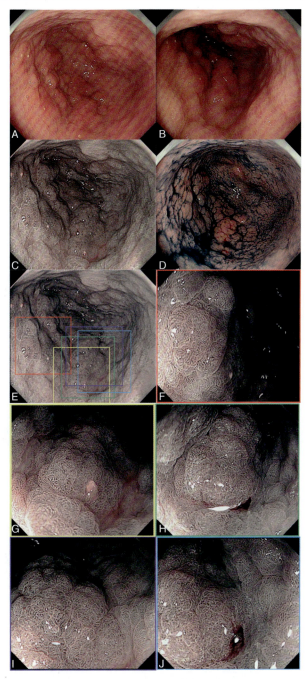

病例 8 图 2

病变表面可见不规则 WOS，表面微血管观察不清，考虑早期分化型癌可能性较大（病例 8 图 2E 至病例 8 图 2J）。

内镜精查及治疗

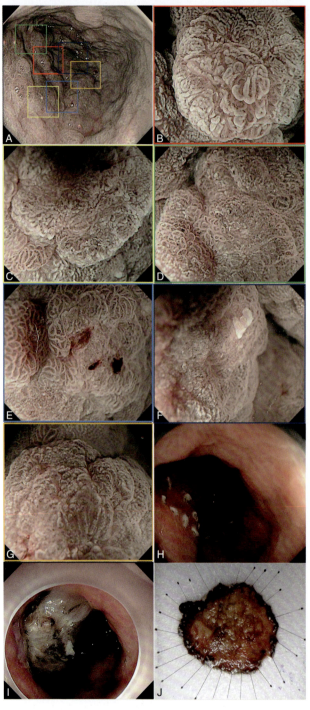

病例8图3

对于整个病变（病例 8 图 3 A），通过 NBI 水下放大进一步观察病变，红框部分的病变放大（病例 8 图 3 B）可见不规则微结构，腺管密集，且可见不规则 WOS，但表面微血管因 WOS 存在观察不清。

黄框部分的病变放大（病例 8 图 3 C），边界清晰，可见不规则微结构，腺管较红框部分密集，仍可见不规则 WOS，白区不鲜明，无 WOS 附着部分可见不规则微血管，且可见白区结构，呈绒毛状及萎缩黏膜样 Loop Pattern。

绿框部分的病变放大（病例 8 图 3 D)靠近胃窦前壁肛侧，微结构不规则，腺管密集，仍有 WOS，但较红框及黄框较少，白区小型不规整化，部分白区不鲜明化，表面微血管不规则，呈萎缩黏膜样 Loop Pattern。

蓝框部分的病变放大（病例 8 图 3 E），可见少量不规则 WOS，呈萎缩黏膜样及部分脑回状 Loop Pattern。

靠近幽门深蓝框部分的病变放大（病例 8 图 3 F），腺管最密集，白区不鲜明化、小型化不规整化，考虑可能有中分化可能。

靠胃窦后壁近幽门橙色部分的病变放大（病例 8 图 3 G），其表面微结构及微血管表现基本同黄框表现。

通过 NBI 放大观察后考虑分化型癌，且病变局限在黏膜层可能性大，符合内镜下切除适应证，予以标记（病例 8 图 3 H）及完整切除（病例 8 图 3 I），标本固定（病例 8 图 3 J）。

术后标本对照

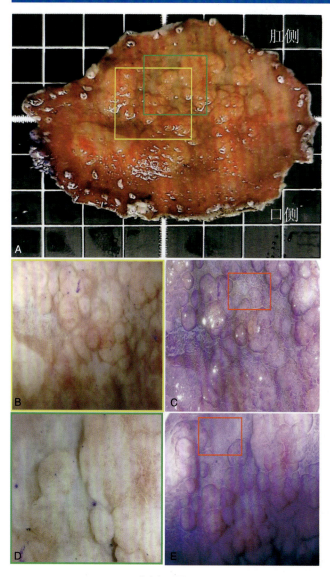

病例 8 图 4

切除后甲醛固定 24 小时后拍照（病例 8 图 4 A），病变呈多发结节隆起状，肉眼观察肛侧边界较体内内镜观察清楚。

用实体显微镜观察标本，由于病变较大，在实体显微镜下未完整观察整体病变，采用白光及结晶紫染色观察，选取黄框及绿框部分观察（病例 8 图 4 B 至病例 8 图 4 E），表面结构大部分呈颗粒状，腺管密集，考虑符合体内内镜下放大判断，但少部分腺管观察不到。如黄色框左侧中间部分及上部偏右侧，其结晶紫染色红框部分（病例 8 图 4 C）腺管消失，不排除合并有低分化可能，这一部分在体内放大胃镜未观察到，予以补充观察，需病理结果及复原后对应。绿色框部分通过结晶紫染色后，红框部分（病例 8 图 4 E）部分腺管观察不清，也不排除有分化不好的病变。

术后内镜病理对照

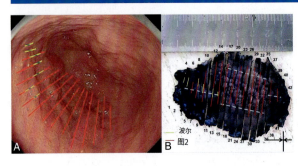

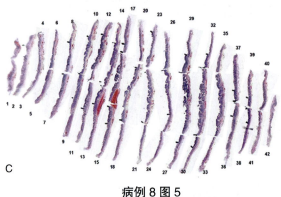

病例 8 图 5

切除标本大小约 7.0 cm× 6.0 cm，体内内镜复原（病例 8 图 5 A）与病理复原（病例 8 图 5 B）对应，标本条为 42 条，按白色虚线划分对应组织条关系，病变分布在 2 号切片到 39 号切片，病变大小约 5.5 cm×3.2 cm，黄线部分病理考虑中分化，红线部分病理考虑高分化，绿线部分病理考虑低分化，内镜胃窦前壁有中分化混有低分化病变，且病变比较连续，考虑该病变是混合型癌，分化优势型，对切后病理组织条切片（病例 8 图 5 C）相应也做了复原对照。

术后病理

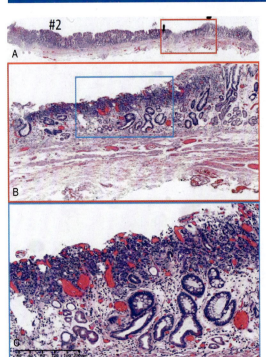

对考虑有低分化病变的切片进行重点观察。

2 号切片标有黑点的为病变与正常组织分界点，2 号切片从低倍镜下观察病变在右侧凹陷内，凹陷左右两侧均可见正常腺上皮存在（病例 8 图 6 A），红色框区域及蓝色框区域是对病变的逐步放大观察，病变在黏膜层内，病变间质血管丰富，低倍镜下放大观察似乎看不到腺管结构，但进一步放大后观察似乎有腺管结构，但中间夹杂着低分化成分，部分几乎无腺管结构，固有层内可见有低分化肿瘤细胞浸润性生长（病例 8 图 6 B、病例 8 图 6 C），2 号组织条病变均考虑中分化掺杂着低分化改变。

4号切片也可见病变与正常组织分界清楚，病变部位呈凹陷改变，凹陷左右两侧均可见正常腺上皮（病例8图6D），对于凹陷部分，即绿色框区域和蓝色框区域进行逐步放大观察，这部分病变也在黏膜层内，低倍镜下放大观察形成腺管结构似乎看不清，但通过进一步放大蓝框部分，仔细观察似乎有腺管结构，但部分掺杂低分化成分，固有层内可见低分化肿瘤细胞浸润性生长（病例8图6E、病例8图6F）。

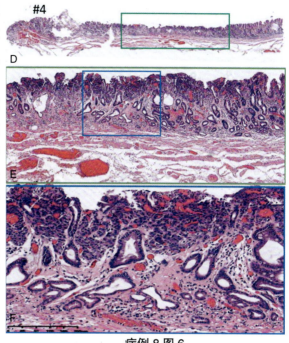

病例8图6

8号切片也可见病变与正常组织分界清楚，可见黑点标记右侧为正常组织，而左侧均为病变组织，病变右侧为凹陷改变，均与2号及4号切片类似（病例8图7A）；黄色框内可见高分化、中分化及低分化改变，病变左侧呈隆起样改变，也可见腺管结构，腺体相对规整，整体观察细胞异型性比较明显，考虑高分化改变（病例8图7B）；再进一步放大观察紫色框内中分化合并有低分化改变（病例8图7C）；其为高异型性癌，该组织条有高-中-低分化混合表现。另外在其他切片观察，腺体相对规整，细胞异型性比较明显，均考虑为高分化癌。

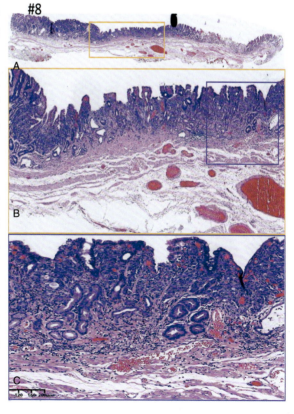

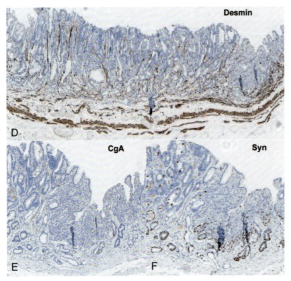

病例 8 图 7

对 8 号切片进行病理免疫组化，Desmin（病例 8 图 7 D）黏膜肌完整，未突破黏膜肌，病变考虑在黏膜内，当然仅仅 1 条染色不能代表整体病变均在黏膜肌内，结合所有切片 HE 染色观察，病变均在黏膜肌内。

CgA 和 Syn（病例 8 图 7 E、病例 8 图 7 F）均为阴性表达，不考虑神经内分泌肿瘤。

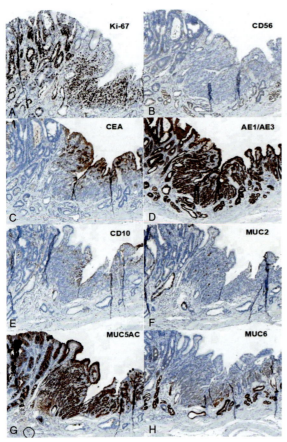

Ki-67 index 热点区约 40%，病变部位增殖带表达均上移，符合肿瘤改变（病例 8 图 8 A）。

CD56 为阴性表达，结合 Syn 和 CgA 免疫组化结果，神经内分泌肿瘤标志物无表达（病例 8 图 8 B）。

CEA 为阳性表达，符合病变考虑为腺癌性肿瘤（病例 8 图 8 C）。

AE1/AE3 为阳性表达，考虑为上皮肿瘤性病变（病例 8 图 8 D）。

CD10 提示局灶阳性表达（病例 8 图 8 E），MUC2 提示局灶阳性表达（病例 8 图 8 F），MUC5AC 提示阳性表达（病例 8 图 8 G），MUC6 提示阳性表达（病例 8 图 8 H），黏液表型表达考虑胃肠混合型且以胃型为主，符合内镜下放大观察的 Loop Pattern 改变。

D2-40 为阴性表达（病例 8 图
8 I），CD31 为阴性表达（病例 8 图
8 J），淋巴管及脉管均未见肿瘤性
病变。

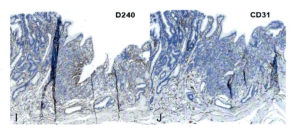

病例 8 图 8

最终诊断

病理诊断：高 - 中 - 低分化腺癌，位于黏膜内，局部侵及黏膜肌，未见脉管内
癌栓，周围组织显慢性炎伴腺上皮中度肠上皮化生。tub1 ＞ tub2 ＞ por，pT1a（M），
pUL（0），Ly（-），V（-），pHM0，pVM0。

肉眼分型：0- II a 型。

病变范围：大小约 55 mm×32 mm，低分化直径大小约 18 mm。

免疫组化：MUC5 AC（+）、MUC6（+）、CD10（局灶 +）、MUC2（局灶 +）、AE1/AE3（+）、
CEA（+）、Syn（-）、CgA（-）、CD56（-）、Ki-67（index 热点区约 40%）、Desmin（+）、
D2-40（-）、CD31（-）。

既往检查

回顾患者既往检查，2020 年 1
月 8 日在手术前曾行胃镜检查，其
贲门病变为进展期癌（病例 8 图
9 A），白光仔细观察胃窦大弯可见
病变（病例 8 图 9 B，黄框），但检
查者漏诊，未行活检检查。

同样在 2021 年 1 月 12 日术后
来复查第一次胃镜检查，其胃潴留
明显（病例 8 图 9 C），胃窦图片（病
例 8 图 9 D）黄框中的病变再次漏诊。

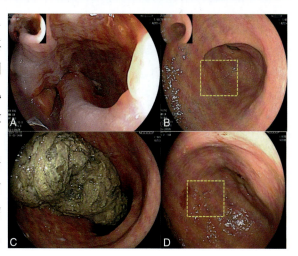

病例 8 图 9

1. 回顾患者病例，其在明确有贲门进展期癌的同时，其胃窦考虑已有早期表现，胃窦病变与贲门病变，应考虑同时性癌还是异时性癌？

逯艳艳：目前认为治愈性切除后 1 年以内发生的胃癌是同时性胃癌，1 年以后胃内其他部位新发生的肿瘤是异时性胃癌，往往出现在原发病灶的邻近部位。在以下情况下会出现定义上的进一步差异：对单个癌症进行初步诊断后，再进行诊断几个月内又得了一种癌症。这种情况有时被认为是同步的，有时是异时的。Moertel（1957）的标准多重同时性癌定义为：（a）每个病变必须经病理证实的恶性肿瘤；（b）各癌灶间彼此孤立，组织学上有正常黏膜组织间隔；以及（c）各病灶并非转移或直接浸润所致。多发性胃癌确实是由于进行性生长和多个较小的邻近肿瘤与特定基因改变的合并。Bearzi 和 Ranaldi（1986）认为多灶性和孤立性早期癌症之间必然反映不同的生物行为，但可能代表同一肿瘤过程的不同阶段，因此是发病和诊断之间不同间隔的后果。术前胃镜检查可能容易漏诊多发性早期胃癌，因为病变主要是小而扁平的。这可能会增加胃残余病变和复发的风险。常见于老年男性和有腺瘤、萎缩性胃炎或胃癌家族史者，这些患者的病理表现更有利，包括深度浸润更少、分化更好、肠型类型更多、淋巴血管／神经周围浸润频率更低。对于多发性早期胃癌高风险患者，应进行仔细的术前胃镜检查，并且需要对残余胃进行更谨慎的术后内镜监测。对于残余胃漏诊病灶，如符合指征可考虑内镜下切除。多灶性胃癌可能会增加漏诊胃残余病变的风险，并增加确定外科胃切除术范围的难度。患者在明确有贲门进展期癌的同时，胃窦已有早期表现，胃窦病变与贲门病变，应考虑同时性癌。

彭廷发：通过笔者的分析，我们比较确定两处病灶的同时性。需要强调的是，消化道肿瘤本就有多发性特点，比如口咽癌和食管癌常常并存，开放性萎缩的胃环境容易出现同时或异时性肿瘤，以及肠道的多发性息肉癌变等现象，我们在日常诊治时应充分考虑到这一点，在发现一处病灶时注重积极寻找次病灶，避免或减少漏诊的可能。另外，类似的诊断思路还可体现在一些肿瘤可能还会以消化道外表现为起因帮助我们诊断原发灶，典型的例子有卵巢库肯勃瘤（Krukenberg 瘤）往往早于胃原发灶的发现，以及以桥本氏甲状腺炎为首诊发现自身免疫性胃炎甚至合并神经内分泌肿瘤等。在内镜操作时应该保持活跃的诊断思维，才能更有效地提高多发病灶的检出率。

刘志国：区别同时性癌和异时性癌的意义有限，目前关于异时性癌的诊断定义是人为界定的，我们都很清楚早癌的发生其实不是 1 年之内的事情，只能说在当时没有发现而已。强调存在同时性或异时性癌的主要价值在于区分多发癌的可能性，但事实上无论患者是否存在多发癌，我们都要非常警惕地进行复查。因为即便是单发的病灶，其实作为肿瘤既往史也会带来再发风险，只不过从统计学上与多发癌确有高低差别而已。

2. 大病变怎么去做精查、去明确有无低分化癌的内镜表现?

逯艳艳：活检中度分化的 EGC 大于 20 mm 的区域可能包含未分化的成分。所以在检查时，对大病变来说其实全面观察较困难，按一定方向观察，可采用 NBI 结合低倍放大，先进行观察，对可疑部位再进行高倍放大观察，当然该病例也是按一定顺序进行低到高倍的放大观察，遗憾的是对于边界不清的偏前壁侧观察欠佳，所以在进行放大观察时不能急于求成，充分暴露病变后，还需仔细、耐心，另外对于残胃较大的病变，其充分充气是比较困难的，还需其他辅助措施来协助检查。但该病例低分化成分均在胃窦前壁侧，呈连续性的病变，病例似有高分化向中分化再到低分化发展过渡的整个过程，其生物学行为有待于探讨，并对此类病变做总结，对今后这类混合型癌的内镜诊治有一定的协助价值。

彭廷发：对于混合型癌的内镜诊断是比较困难的，建议内镜下首先评估病灶整体的性质类型以及大小尺寸，从而判断合并低分化癌的可能。正如笔者所言，20 mm 以上的中分化癌就可以出现低分化成分，而乳头状癌以及爬行癌也是容易合并出现低分化成分的类型。低分化区域一般位于病灶的边缘或者深层，后者往往很难通过内镜下判断。对于低分化区域的判断基本符合常规低分化癌的内镜下表现，可以随着病灶深度的不同表现为腺体的破坏与消失，血管的雷纹样改变及螺旋状血管。另外对于一些绒毛颗粒状腺体内出现不规则断裂的血管袢时，也应警惕分化程度降低的可能。

刘志国：混合型胃癌的未分化成分在术前评估中很难发现，既往文献的数据大概仅有 1/3 可以在表面发现局部显著的未分化成分，如病例 8 图 10 A、病例 8 图 10 B 所示，如果在一个病变上 NBI 和结晶紫染色都显示出腺体结构的缺失，则可以考虑该病变存在未分化成分；但如病例 8 图 10 C、病例 8 图 10 D 显示，其他部分的腺体结构明显，按两种不同表现进行比较，如果腺体结构明显的部分占优势则考虑分化优势型。就本例病变而言，病理上低分化成分与中分化其实是混杂分布的（病例 8 图 6 B、病例 8 图 6 C），从黏膜表面看，仍有腺体结构和起伏，很难显示出低分化腺癌的腺体结构消失的表现，因此术前无法发现也是可以理解的。需要说明的是，目前的认识是对于这些混合分化的肿瘤如果以分化型为主，处理方式按分化型癌的原则。对于一个病变我们其实主要考虑的是能不能在术前把一个病变的主要分化趋势确定下来，如果这样考虑的话，其实是不困难的，因为以未分化癌为主的病变事实上很难不显示出肿瘤内部的腺体局部缺失。因此，我的建议是在术前不要过于强调必须发现小灶的未分化成分，而是确定主要的分化趋势。

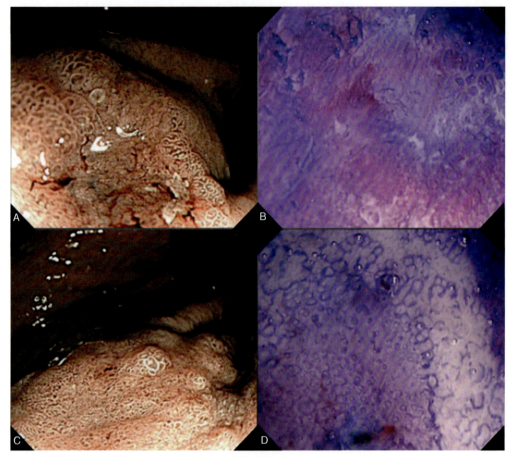

病例 8 图 10

3. 对于混合型癌，该病变有低分化分布，其直径应该怎么算?

逯艳艳：日本早癌胃癌的 EMR/ESD 指南（第二版）指出，在连续性分布的未分化型癌的边界明确时，其范围是测量该部分的长径，存在多处癌，也就是不连续分布的未分化癌时，测量各自的长径，然后将这些长径相加后的数值用于根治度的判定。如果长径超过 20 mm，内镜根治度判断视为 C2（eCura C-2）。另外不论组织量多少，如在黏膜下组织浸润部发生未分化型癌的情况下，即使分化型癌占优势也会被判定为内镜根治度 C2（eCura C-2）。而此病变低分化癌是连续的，测其未分化最长径，其长径为 1.8 cm，并且病变全在黏膜内，内镜根治度判断视为 A（eCura A）。

彭廷发：笔者已经介绍了混合型癌的病理测量方式，值得强调的是，相对于面积而言，我们更加关注低分化成分所在的位置是否有黏膜下浸润的可能，以及脉管系统的浸润。要对低分化成分的面积、浸润深度，以及脉管系统浸润情况做出精确判断，免疫组化是不可或缺的辅助手段，通过上皮细胞类标志物如广谱 CK，脉管系统标志物如 CD31、CD34、弹力纤维和 D2-40 等的应用，可以让我们对低分化成分的诊断更为精准。

刘志国：同意前面两位医生的说明，但事实上如果未分化成分与分化成分分布互相独立，按前面的原则计算比较容易，但如本例病变，未分化成分是与分化成分穿插混杂分布的，很难确定其大小，这时候有些医生认为应按所有存在未分化成分的区域计算面积。

4. 此病例考虑是治愈性切除还是非治愈性切除？是否需要追加手术？

逯艳艳：此病变虽比较大，整体大于 3 cm，为混合型癌，其以分化型为主，没有溃疡形成，未分化癌的成分最大直径小于 2 cm（通过第三个问题明确其低分化直径），以组织学占优的病变处理，所以首选 ESD 治疗，单纯分化型癌与混合型癌（以分化型为主）的淋巴结转移风险几乎无差别。所以其应该考虑治愈性切除，不需要追加手术，当然需要密切随访。

彭廷发：目前认为单纯分化型癌与混合型癌（以分化型为主）的淋巴结转移的风险基本一致，但在发展为进展期肿瘤后，后者的预后往往更差，所以对于这类患者的管理需要我们有更加充分的医患沟通，以及密切的术后内镜、增强 CT、肿瘤标志物等的定期复查，以便精准了解患者术后的转归和复发可能。

刘志国：同意前面的意见，由于胃癌的分型复杂，目前我们仍然按照分化型去界定这些伴有未分化成分的混合型病变，但这些病变的预后明显不如单纯分化型，因此仍需要谨慎。个人的观点是，在判断某个病例是否追加治疗除 eCura 标准，还要考虑患者的具体情况。本例患者本身属于残胃的再处理，在转移风险并不一定高的情况下如果强求追加手术根治，其带来的手术并发症风险可能是很高的。但从另外的角度考虑，患者既往进行了近端胃切除，通常很容易出现反流症状，如果确实存在严重的反流症状，可以考虑从这方面的角度进行追加手术。因此，决定后续治疗的方式需要权衡利弊与患者及其家属一起进行。

病例小结

对于较大的混合型癌，其难点在于是治愈性切除还是非治愈性切除，是否需要追加手术，且对于此类病变低分化成分怎么计算面积。对于本例患者通过病理复原可见计算出低分化直径，小于 2 cm，其以分化型为主导，不存在溃疡性病变，其生物学表现相对温和，淋巴结转移风险较小，考虑治愈性切除，嘱其定期随访，不建议追加外科手术。

对于大病变来说，术前如何明确有无低分化癌的内镜表现，还需仔细、耐心，充分暴露病变后，按一定方向观察，可采用NBI结合放大。回顾该病例，其在明确有贲门进展期癌的同时，其胃窦考虑已有早期表现，胃窦病变与贲门病变，应考虑同时性癌，但如果在此次治疗之前及术后复查的第一次胃镜检查，检查者如果再仔细一点或者应用NBI＋放大，病变比此次病变较小，可能也只是单纯分化型癌，问题就相对简单一点。

此外，对于残胃的检查来说，充分的充气对于检查非常重要。残胃由于贲门功能的缺失，常会造成胃扩张困难的问题，此时可以嘱助手进行适度的环状软骨按压，通常可达到满意的观察效果。

参考文献

[1]Wittekind C, Klimpfinger M, Hermanek P, et al.Multiple simultaneous gastric carcinomas[J].Br J Cancer, 1997, 76 (12): 1604-1609.

[2]Lee IS, Park YS, Kim KC, et al.Multiple synchronous early gastric cancers: high-risk group and proper management[J].Surg Oncol, 2012, 21 (4): 269-273.

[3]Morita M, Kuwano H, Baba H, et al.Multifocal occurrence of gastric carcinoma in patients with a family history of gastric carcinoma[J].Cancer, 1998, 83 (7): 1307-1311.

[4]Ye L, Peng T, Xu P, et al.Krukenberg tumors metastasized from a T1a gastric carcinoma[J].Gastroenterological Endoscopy, 2023, 97 (6): 1161-1163.

[5]Lee JH, Kim JH, Rhee K, et al.Undifferentiated early gastric cancer diagnosed as differentiated histology based on forceps biopsy[J].Pathol Res Pract,2013,209 (5): 314-318.

[6]Takizawa K, Ono H, Kakushima N, et al.Risk of lymph node metastases from intramucosal gastric cancer in relation to histological types: how to manage the mixed histological type for endoscopic submucosal dissection[J].Gastric Cancer, 2013, 16 (4): 531-536.

病例 9　贲门 0-Ⅱa

基本信息

病例提供： 胥光热　胡　晓　杨旭丹　四川省人民医院

病例整理： 逯艳艳　青海省人民医院

病例指导： 刘志国　空军军医大学第一附属医院

　　　　　　陈光勇　首都医科大学附属北京友谊医院

病变部位： 贲门

病变形态： 0-Ⅱa

病史介绍

患者男性，58 岁，主因"反复剑突下疼痛 6 个月"入院。既往史及家族史无特殊，无吸烟、饮酒史。院外胃镜检查提示贲门黏膜病变，活检病理提示低级别上皮内瘤变。

背景黏膜情况

胃体黏膜稍肿胀，RAC 不清晰，胃窦至胃体下部小弯侧黏膜粗糙，红白相间，以白为主，散在斑点状充血，考虑慢性萎缩性胃炎（C2 型），Hp 除菌后胃黏膜（病例 9 图 1A 至病例 9 图 1D）。

反转观察贲门后壁可见一直径约 1.5 cm 0-Ⅱa 型病变，表面色泽发红，部分可见轻微凹陷，表覆不均匀薄苔，反复充吸气可见变形良好（病例 9 图 1E、病例 9 图 1F）。

该病变呈显著隆起改变，特别在后壁侧（病例 9 图 1E），黏膜呈缓坡样隆起，类似于黏膜下肿瘤样改变，需要认真寻找病变的边界线，并推测其可能的性质。

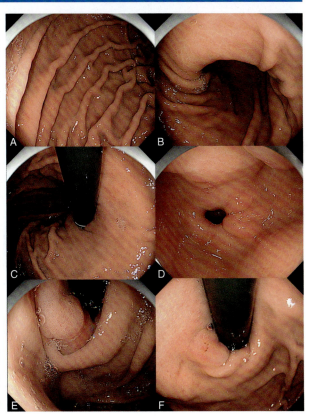

病例 9 图 1

内镜精查

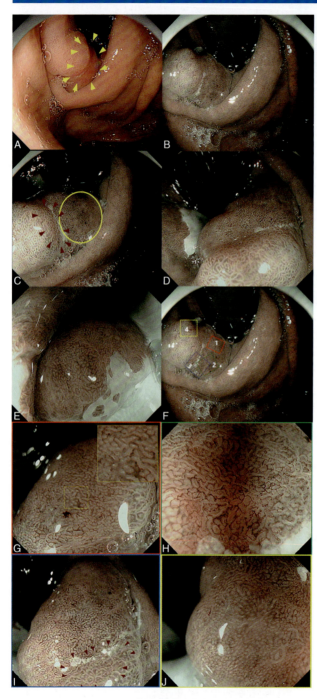

病例 9 图 2

内镜下精查使用胃镜型号 GIF-H260Z，黄色箭头标记病变大致边界（病例 9 图 2 A）；NBI 模式病变区域呈淡茶色改变，边界清晰（病例 9 图 2 B），可以见到边界与隆起的位置不一致，需要警惕黏膜下浸润造成的平台样隆起。

NBI 弱放大观察病变区域包括两部分组成，其中黄圈标记病变中央略微凹陷部分呈 Mesh Pattern 样改变，红色箭头标记偏后壁隆起部呈 Loop Pattern 样改变（病例 9 图 2 C、病例 9 图 2 D）。

正镜观察病变口侧黏膜微微隆起，局部鳞状上皮变薄，边界判断困难，NBI 放大观察表面可见规则 Mesh Pattern（病例 9 图 2 E），考虑有鳞状上皮下波及，治疗时需要注意病变的口侧边界应充分。

贲门病变反转 NBI 强放大观察：按逆时针顺序（病例 9 图 2 F 至病例 9 图 2 J），病变略凹陷区域腺管呈密集小凹（pit）样改变，部分腺管中央可见亮蓝嵴（light blue crest，LBC）（病例 9 图 2 G 黄框标注处）；表面微血管呈规则 Mesh Pattern（病例 9 图 2 H），病变偏后壁隆起部区域腺管呈绒毛样改变，可见 Loop

Pattern（病例9图2I红色箭头标注处）。

　　整体上考虑分化良好的胃肿瘤，但其隆起周围为非肿瘤上皮，对于这种情况需要警惕黏膜下显著浸润造成的平台样隆起。对这个病变来说，因其位置在贲门处，外科手术创伤大，通过大体类型判断黏膜下浸润并不准确，而且因充气困难，非延展征判断不理想，而内镜下切除可以起到非常好的诊断作用，因此考虑内镜下切除后根据病理进一步决定后续处理方式。

术后标本对照

　　行ESD切除，手术过程顺利，黏膜下层无明显粘连及纤维化（病例9图3A至病例9图3E）。

　　术后离体标本结晶紫染色放大观察，红色箭头标记病变左侧部分呈绒毛样改变，右侧黄圈标记处呈密集pit样改变（病例9图3F），对红框和黄框标记区域（病例9图3G）近焦放大观察（病例9图3H、病例9图3I），表面微结构呈现更加清晰，红色箭头标记区域（病例9图3H）为绒毛样改变，黄框标记区域（病例9图3I）主体为密集pit样改变，与我们术前放大内镜观察相一致。于平行口肛连线从下往上共切18条组织，病变位于6～14号组织条（病例9图3J）。

　　通过体外观察肿瘤的边界更清晰，绒毛状结构的异型度显示比体内明显。

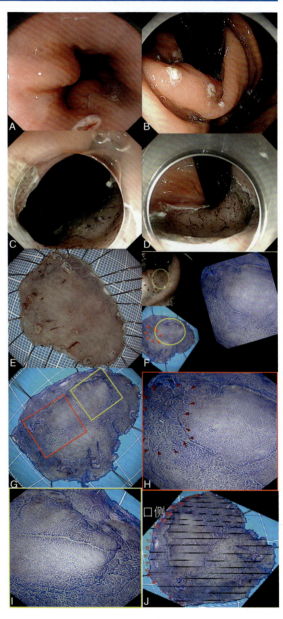

病例9图3

术后病理

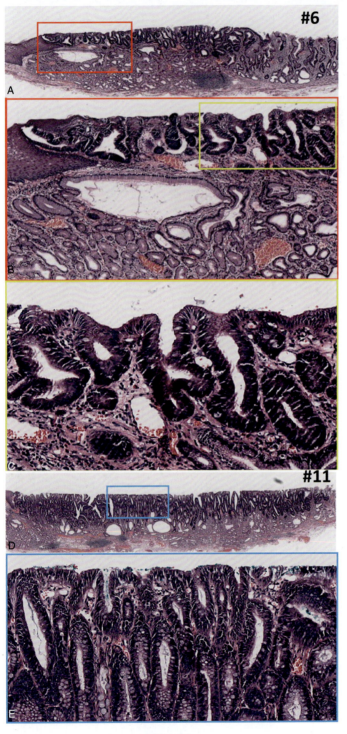

病例 9 图 4

选取 6 号及 11 号组织条进行病理分析（病例 9 图 4 A 至病例 9 图 4 E）。

6 号组织条对应内镜上红色箭头标记处，病理上可见肿瘤性腺体扭曲扩张呈倒伏排列，与放大内镜所见绒毛状腺管开口相对应，部分肿瘤性腺体深入鳞状上皮下，口侧端鳞状上皮变薄，与白光内镜所见一致，周边黏膜固有层腺体萎缩伴肠化，病变区域固有层深部可见较密集的固有黏液腺及腺体囊状扩张，平滑肌增生，可部分解释病变隆起改变（病例 9 图 4 A 至病例 9 图 4 C）。

11 号组织条对应内镜上黄圈标记处，病理上肿瘤性腺体呈直立状密集排列，周边可见环绕腺体的表面微血管，与放大内镜所见密集 pit 样改变及 Mesh Pattern 相对应，高倍镜下表面小凹上皮失去成熟梯度，细胞核大深染，呈长杆状，失去极性，可见复层现象（病例 9 图 4 D、病例 9 图 4 E）。

术后病理及免疫组化

Desmin 显示黏膜肌层，可见黏膜肌完整，肿瘤未累犯黏膜肌，提示肿瘤位于黏膜固有层（病例9图5 A）。

P53 在肿瘤性腺体中强弱不等地表达，提示为野生型表达模式（病例9图5 B）。

MUC2、CD-X2 阳性表达，MUC5AC、MUC6 局灶阳性表达，CD10 阴性表达，均提示肿瘤性腺体为胃肠混合型，以肠型为主（病例9图5 C 至病例9图5 G）。

Ki-67 表达上移且表面小凹上皮呈阴性表达，提示增殖带改变，类似腺瘤性病变表达模式（病例9图5 H）。

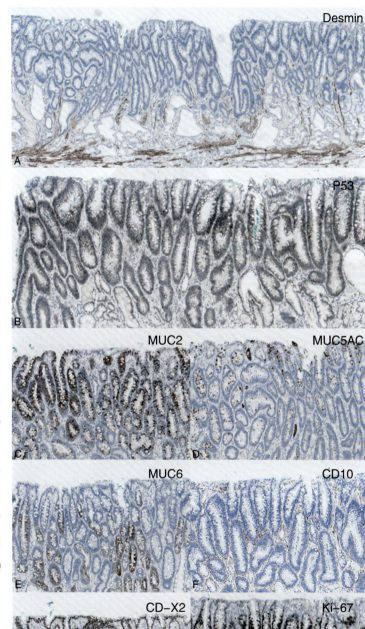

病例9图5

病理复原图及最终病理诊断

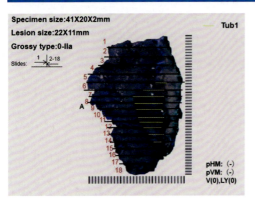

Specimen size:41X20X2mm
Lesion size:22X11mm
Grossy type:0-IIa
Slides: 1 2-18
Tub1
pHM: (-)
pVM: (-)
V(0),LY(0)

病例 9 图 6

诊断

贲门黏膜高级别异型增生／上皮内瘤变（病例 9 图 6）。

- 标本大小约 4 cm×3 cm×0.2 cm。
- 瘤变范围约 1.8 cm×1.3 cm。
- 肉眼类型：0-Ⅱa 型。
- 组织学类型：tub1。
- 未见血管及淋巴管侵犯，水平及基底切缘阴性。

- 背景黏膜：中度萎缩，轻度肠化，中度慢性炎。

免疫组化：MUC2（+，约 85%）；MUC5AC（+，约 30%）；MUC6（+，约 10%）；CD10（-）；CD-X2（+，约 90%）；SATB2（+，约 20%）；P53（+，约 30%）；Ki-67（阳性率约 65%）；黏膜肌：Desmin（+），未见肿瘤累及；脉管内皮 CD34、D2-40 染色未见肿瘤累及。

病例小结

该病例内镜下表现为平坦隆起型形态，放大观察表面腺管及血管异型性较低，按日本标准诊断高分化管状腺癌，内镜及病理上须与胃腺瘤相鉴别。日本标准与世界卫生组织（World Health Organization，WHO）不同，没有异型增生和上皮内瘤变这样的诊断，日本认为腺瘤向固有层及黏膜下层的浸润性增生的概率几乎为零。

WHO 把胃腺瘤分为肠型与胃型，胃型又分为腺上皮型及幽门腺型，欧美胃型腺瘤在日本诊断体系里通常被认为是低异型度的 tub1，鉴别诊断最终依赖病理。按照日本胃腺瘤诊断标准，腺瘤组织学特征包括规则的腺管排列、无明显腺管分支、细长核位于细胞基底侧、黏膜表面光滑、表层存在 Ki-67 阴性表达、P53 无异常表达等，如缺乏较多上述典型组织学表现则更支持高分化腺癌诊断。

该病例表面微结构部分呈现密集 pit 样改变，外观类似于腺瘤结构，但同时存在绒毛样成分，与病理上所见相吻合，虽然病变表面 Ki-67 呈阴性表达，细胞核的异型度也比较低，但基于整体结构异型符合日本诊断体系高分化腺癌的诊断。病变区域呈现隆起形态改变的原因可能与固有层深部密集的固有黏液腺增生及腺体囊状扩张有关。

参考文献

[1]Schlemper RJ，Jtabashi M，Kato Y，et al.Differences in diagnostic criteria for gastric carcinoma between Japanese and western pathologists[J].Lancet，1997，349（9067）：1725-1729.

[2]Schlemper RJ，Riddell RH，Kato Y，et al.The vienna classification of gastrointestinal epithelial neoplasia[J].Gut，2000，47（2）：251-255.

[3]Dixon MF.Gastrointestinal epithelial neoplasia:Vienna revisited[J].Gut,2002,51(1):130-131.

[4]WHO Classification of Tumours Editorial Board.WHO classification of tumours：digestive system tumours.5th ed[M].Lyon，France，2019：76-84.

病例 10　贲门小弯 0-Ⅱa+Ⅱc

基本信息

病例提供：李亚其　河南省人民医院

病例整理：逯艳艳　青海省人民医院

病例指导：刘志国　空军军医大学第一附属医院

　　　　　　陈光勇　首都医科大学附属北京友谊医院

病变部位：贲门小弯

病变形态：0-Ⅱa+Ⅱc

病史介绍

患者女性，75 岁。现病史无特殊，既往"2 型糖尿病病史"，个人史、家族史无特殊。入院完善相关检查提示：^{13}C 呼气试验阳性，腹部 CT 无特殊。

背景黏膜情况

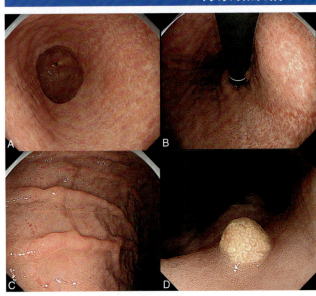

病例 10 图 1

规范检查前预处理，进镜观察胃窦可见黏膜红白相间，以白相为主（病例 10 图 1A）；胃体上段小弯侧仍可见黏膜呈现红白相间，萎缩范围未超过贲门（病例 10 图 1B）；胃体黏膜充血水肿，大弯侧黏膜点状发红（病例 10 图 1C）；胃体可见黄色素瘤，表面呈颗粒状（病例 10 图 1D）。以上典型内镜下表现，提示患者幽门螺杆菌现症感染，萎缩范围为木村 - 竹本分型的 C3 型萎缩。

病变黏膜及染色

观察贲门，可见齿状线下缘黄色素瘤（病例10图2A）；其下方可见红色隆起病变，表面似可见凹陷及分泌物附着（病例10图2B）；充气观察，病变整体呈隆起性改变，部分区域凹陷，附着有白色分泌物（病例10图2C）；倒镜进一步观察病变形态，考虑为巴黎分型0-Ⅱa＋Ⅱc型（病例10图2D）。

喷洒靛胭脂后观察，病变形态可勾勒清晰，周边胃小区结构大小不一，病变中央部分区域发红不染（病例10图2E）；部分区域因白色分泌物附着染色欠佳（病例10图2F）。

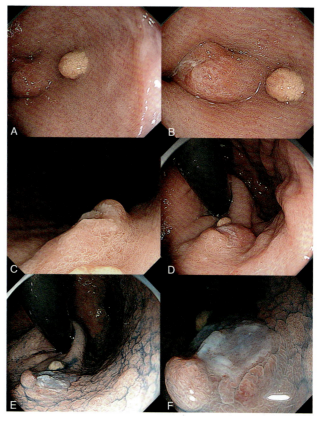

病例10图2

放大内镜观察

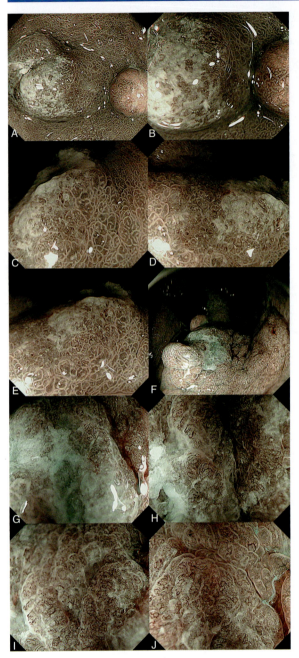

病例 10 图 3

正镜放大观察，沿着逆时针方向进行观察（病例 10 图 3 A），正镜观察病变区域较正常黏膜区域色泽呈茶褐色改变，如图所示可见明显的病变边界，以及肿瘤区域内不规则微血管及微腺管结构，微腺管结构大小不一、方向不一致、形态不规则，微血管增粗扭曲（病例 10 图 3 B 至病例 10 图 3 E）。

倒镜 NBI 下观察病变（病例 10 图 3 F），依次沿着逆时针方向放大观察，其上有分泌物附着，部分区域微腺管及微血管观察不清（病例 10 图 3 G、病例 10 图 3 H）。微腺管大小不一，部分有融合改变，可见白区不鲜明化；微血管扭曲、增粗、扩张改变（病例 10 图 3 I、病例 10 图 3 J）。

根据八尾建史的早期胃癌的 VS 理论，以及放大内镜下的观察所得，病变具有明显的边界线，微血管呈现 Loop Pattern，血管的不规整体现在口径不同和形状不一致，同时微腺管结构大小不一，呈现颗粒状及乳头状，白色分泌物附着区域不能明确地解读微血管及微腺管。总体分析考虑病变以分化型早期肿瘤为主，且分化类型为中分化。

术后标本

白光乏气相观察图（病例10图4A），重复注气后观察，病变靠后壁侧可充分展平，而靠近前壁部分不能展平，仍有隆起性改变（病例10图4B）。通过病例10图4A和病例10图4B对比观察可见在充分注气后，未见有皱襞的融合表现，但病变的近后壁区域发红，近前壁区域隆起明显，呈非延展征阳性的表现，依此不除外病变有深浸润的可能。病变剥离前标记（病例10图4C），剥离过程中抬举良好，未见纤维化影响剥离的情况存在，术后病变剥离后创面未见出血及穿孔（病例10图4D）。术后即刻标本（病例10图4E），水下标本的观察，拉近观察可见病变区域明显呈红色调，表面仍有部分黏液附着，影响进一步观察，同时为了防止标本自溶，将标本固定后再进一步观察（病例10图4F）。固定后标本，此时标本观察未见明显的微腺管结构，此处也是对应体内有白色分泌物附着难以观察的区域（病例10图4G）；病例10图4H所显示的区域可以看到明显的颗粒绒毛样结构。

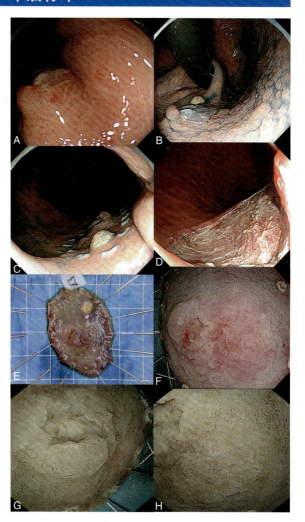

病例10图4

术后病理对照

病例 10 图 5

术后进行复原图制作，病变共切 10 条，病变位于 4、5、6 号组织条上（病例 10 图 5 A、病例 10 图 5 B）。

其中 4 号和 6 号组织条为中分化管状腺癌成分，可见正常组织与癌组织的分界线，病变在黏膜层内，病变间质血管丰富。腺体结构紊乱、分支，腺管大小不等，腺上皮细胞核深染，核浆比增大，异型性明显，可见病理性核分裂象。病变位于黏膜层（病例 10 图 5 C 至病例 10 图 5 E）。5 号组织条提示病变当中存在低分化腺癌（por）成分，且部分病变位于黏膜下层（病例 10 图 5 F、病例 10 图 5 G）。

术后病理及免疫组化

对 5 号组织条 HE 染色切片进行观察，在其左侧所示异型上皮细胞弥漫成片，未见明显腺管结构形成，细胞核深染，核浆比增大，异型性明显，可见病理性核分裂象（病例 10 图 6 A）。其右侧可见中分化肿瘤与低分化型肿瘤共存，腺体结构紊乱、分支，腺管大小不等，腺上皮细胞核深染，核浆比增大，异型性明显（病例 10 图 6 B）。

标本经过甲醛固定后仍不能观察到其腺管结构，与病理诊断为低分化肿瘤是对应一致的（病例 10 图 6 C）。而此处也对应在内镜下所见的白色分泌物附着区域，在体内无法观察病变区域微腺管及微血管（病例 10 图 6 D）；完善免疫组化，结果为：P53（+++），Ki-67（灶 +），D2-40（+），CD34（+），SMA（+），MUC2（部分 +），在 Desmin 的免疫组化片测量黏膜下成分距离黏膜肌的距离为 675 μm（病例 10 图 6 E、病例 10 图 6 F）。

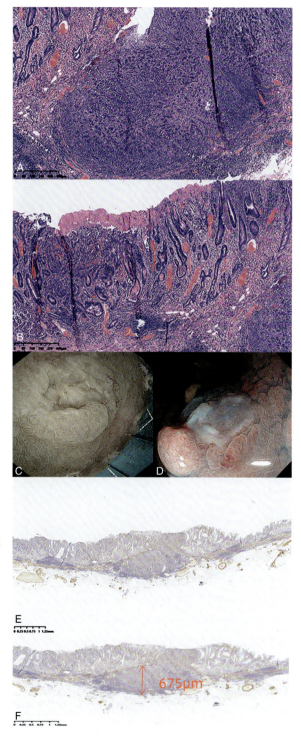

病例 10 图 6

最终诊断

病理诊断：贲门早癌（中低分化），位于黏膜内，部分侵及黏膜下层约 675 μm，未见明显脉管内癌栓，周围组织呈现急性炎症改变。

早期胃癌：0-Ⅱa＋Ⅱc tub2＞por T1b（SM2）Ly0；LV0；pHM（-）；pVM（-）；大小：11 mm×10 mm；P53（+++），Ki-67（灶+），D2-40（+），CD34（+），SMA（+），MUC2（部分+）。

病例小结

该病变的特点是常规的放大内镜下观察，对病变的性质诊断起到了重要的辅助作用，但因为胃内活动性炎症的影响，较多分泌物的附着，部分区域无法评估微腺管及微血管性质，术后病理提示低分化成分。

在病变深度判断方面，就此例病变而言，在明显隆起的病变上出现深凹陷则考虑深浸润的可能性。

该病例为混合型胃早癌，目前应用的胃早癌的 ESD 治疗指南是将肿瘤分为分化型与未分化型两大类，对于此类混合型的肿瘤，与单纯型分化型与未分化型肿瘤都具有更高的淋巴结转移的风险，特别是此例当中黏膜下浸润的成分为 por，根据内镜治疗根治度 eCura 评价系统考虑为 eCrua C-2，在患者术后的进一步治疗方面，建议追加外科手术。

参考文献

[1]Takizawa K, Ono H, Kakushima N, et al.Risk of lymph node metastases from intramucosal gastric cancer in relation to histological types：how to manage the mixed histological type for endoscopic submucosal dissection[J].Gastric Cancer, 2013, 16（4）：531-536.

[2]Horiuchi Y, Fujisaki J, Yamamoto N, et al.Undifferentiated-type component mixed with differentiated-type early gastric cancer is a significant risk factor for endoscopic non-curative resection[J].Dig Endosc, 2018, 30（5）：624-632.

[3]Hirasawa T, Fujisaki J, Fukunaga T, et al.Lymphnode metastasis from undifferentiated-type mucosal gastric cancer satisfying the expanded criteria for endoscopic resection based on routine histological examination[J].Gastric Cancer, 2010, 13（4）：267-270.

[4]Sekiguchi M, Sekine S, Oda I, et al.Risk factors for lymphatic and venous involvement in endoscopically resected gastriccancer[J].JGastroenterol, 2013, 48：706-712.

病例 11 贲门嵴 0-Ⅱc

基本信息

病例提供：刘武松 周也涵 四川省肿瘤医院

病例整理：赵文婕 山西省煤炭中心医院

病例指导：刘志国 空军军医大学第一附属医院

陈光勇 首都医科大学附属北京友谊医院

病变部位：贲门嵴

病变形态：0-Ⅱc

病史介绍

患者男性，67 岁，因"腹部不适 3 天"至我科门诊。行胃镜检查发现：贲门嵴黏膜病变，取检病理提示：腺上皮中度异型增生，为进一步诊治入住我科。患者 6 个月前在我院因左肺结节行肺叶切除术。患高血压 10 年，最高达 150/100 mmHg。糖尿病 5 年余。上腹部增强 CT 未见明显异常。

背景黏膜情况

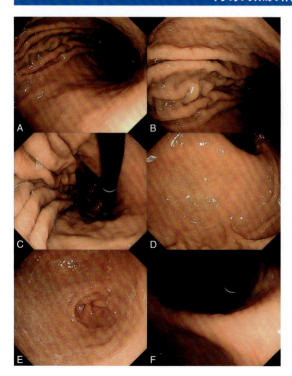

病例 11 图 1

我院行精查胃镜检查，使用胃镜型号 GIF-H260Z。

内镜下见：胃体散在弥漫性黏膜充血肿胀，小弯侧红白相间，以白为主，RAC 消失，大弯侧可见皱襞肿大，呈蛇形，黏液浑浊（病例 11 图 1 A 至病例 11 图 1 C）；贲门局部见黄色素瘤样改变（病例 11 图 1 D）；胃窦散在灰白色隆起，似肠化改变（病例 11 图 1 E）。

通过上述观察，按木村-竹本分类：萎缩范围为 C3 型；Hp 现症感染。

内镜精查

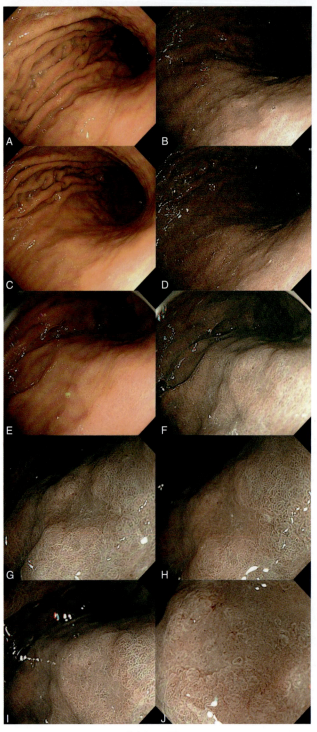

病例 11 图 2

内镜精查中，对病变自然形态、注气形态及吸气形态全方位观察，检查病变大小及病变部位胃壁柔软度。

于贲门嵴见 0-Ⅱc 型病变，大小约 8mm×10mm；白光近距观察，边界尚清，边缘稍不规则，表面稍粗糙。

白光自然形态及持续注气下病变显示不清，易漏诊（病例 11 图 2A 至病例 11 图 2C）；NBI 模式下可发现病变大致形态，呈 0-Ⅱc 型，青茶色改变，略显凹陷中存在不规则边界（病例 11 图 2D）。

吸气相中明显可见病变形态 0-Ⅱc 型，管壁柔软，顺应性好；持续注气时伸展性良好，无台状隆起及明显发红等黏膜下层（submucosa，SM）深部浸润的表现（病例 11 图 2E、病例 11 图 2F）。

ME-NBI 弱放大中见明显不规则边界，呈蚕食样并伴有边缘隆起，表面微结构不规则，部分表面结构缺失，凹陷中可见似大小不一颗粒状微结构，明显粗糙感及表面微结构的方向性不同（病例 11 图 2G 至病例 11 图 2J）。

内镜精查：NBI 模式下边界呈青茶色，边界清晰，凹陷区呈茶褐色改变（病例11图3A），黄框部位弱放大观察，病变凹陷中可见大小不一颗粒状微结构。

近距离弱放大可见病变周边黏膜可见亮蓝嵴，呈萎缩及肠化改变，病变表面微结构排列不规则，形态不一，与周围有明显分界线（病例11图3B、病例11图3C）。

ME-NBI 模式边界区可见口径大小不一的迂曲及跨区微血管（病例11图3D）；表面结构不规则，白区形态各异，方向各异，与周围胃炎黏膜的界线清楚（病例11图3E、病例11图3F）。

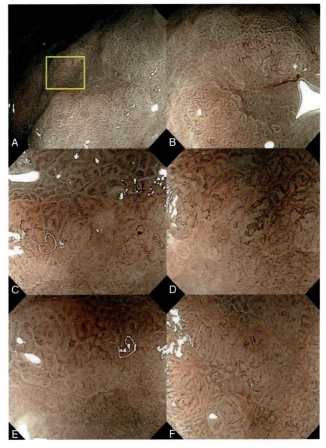

病例 11 图 3

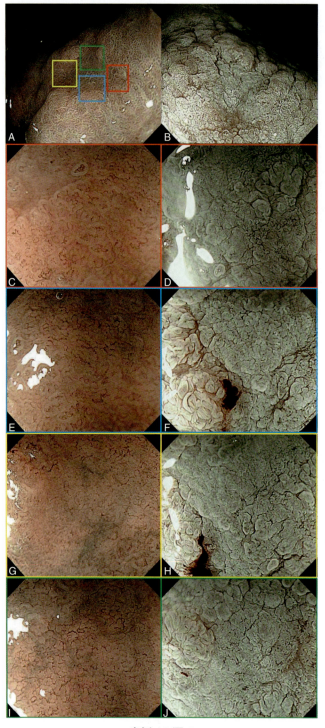

病例 11 图 4

内镜精查可见病例 11 图 4 A。

红框及蓝框放大可见表面结构大小不一，似有颗粒状改变，方向性不同，白区增宽，管径不一的襻状微血管（病例 11 图 4 C、病例 11 图 4 E）。

黄框及绿框部分放大可见规则的网络状血管，但局部血管似断裂，类似 Irregular Mesh Pattern（破碎网格状结构），腺管密度高，考虑局部向中分化管状腺癌形成趋势（病例 11 图 4 G、病例 11 图 4 I）。

醋酸染色可见表面微结构变形，密度增加，排列不规则，局部似融合改变，零星散见并不明确的隐窝开口（病例 11 图 4 B、病例 11 图 4 D、病例 11 图 4 F、病例 11 图 4 H、病例 11 图 4 J）。

超声内镜检查

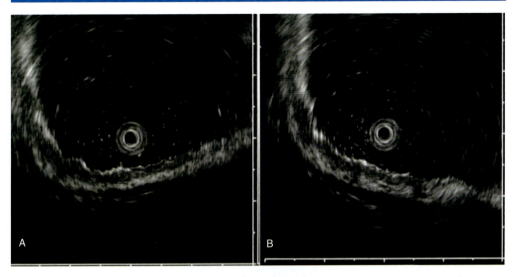

病例 11 图 5

20 MHz 超声探头探查提示：病变部位黏膜层略增厚，呈低回声改变，黏膜下层、固有肌层及浆膜层连续完整（病例 11 图 5）。

活检病理

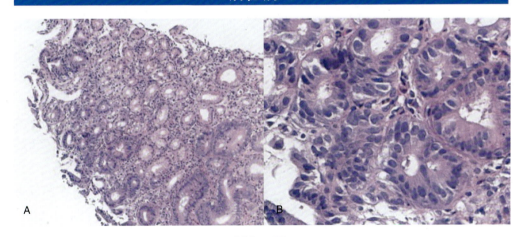

病例 11 图 6

HE 染色镜下见腺体比较密集，部分腺体颜色有加深，伴有肠化（病例 11 图 6 A）；高倍镜下，看到腺体拥挤，核大，深染，部分极向消失，少见核分裂象，考虑为轻到中度异型增生（病例 11 图 6 B）。

ESD 过程

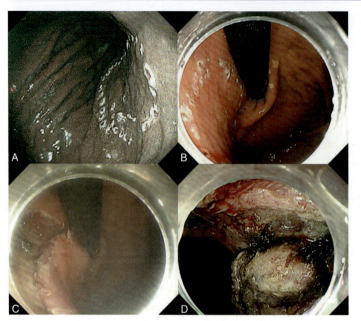

内镜直视下距病灶边缘外约 0.5 cm 处予以环周标记,行黏膜下注射见抬举征阳性,自病灶环周预切开,预切开过程顺利,切开后即沿黏膜下自肛侧至口侧行剥离,直至无法剥离后,改从口侧至肛侧剥离,剥离过程顺利(病例 11 图 7)。

病例 11 图 7

术后标本及内镜病理对照

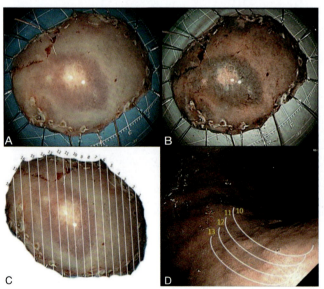

术后标本:大小约 50 mm ×35 mm(病例 11 图 8 A、病例 11 图 8 B)。

对于固定后的标本按左到右进行切割包埋,共 18 条组织(病例 11 图 8 C),按照标记点将 10、11、12、13 号组织条于内镜下所在部位进行对照(病例 11 图 8 D)。

病例 11 图 8

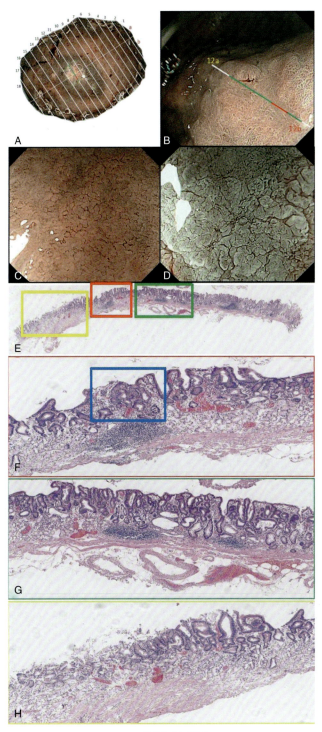

病理复原图（病例11图9A）中12号组织条对应内镜下所在位置（病例11图9B）：凹陷明显处表面微结构显示欠清（病例11图9C、病例11图9D），组织学类型为高分化管状腺癌。

12b号组织条（病例11图9B），红色线所在的部位为相对凹陷明显的部位，NBI放大观察，表面微结构显示不清，可见规则网络状血管，所在处NBI放大下绿色线所在部位可见不规则的表面微结构及其所包绕的扩张扭曲的微血管，内镜下均考虑为高分化腺癌（病例11图9E）。

红框低倍镜下，见腺体数量有减少，表面上皮有糜烂（病例11图9F）。

绿框和黄框均表现腺体稍扭曲，细胞核染色稍加深，核拉长呈杆状，部分可以看到覆层化及细胞核象极紊乱，细胞异型性较轻，核分裂象不易见（病例11图9G、病例11图9H）。

病例11图9

术后病理

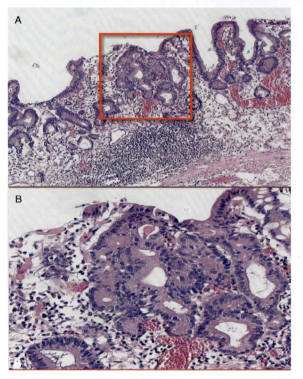

病例 11 图 10

中倍镜下见腺体部分有扩张，有扭曲。部分腺体有融合。腺体的极向也出现了紊乱，周围一些上皮可见肠化和轻度的萎缩（病例 11 图 10 A）。

高倍镜下见腺体融合的区域，部分上皮呈覆层，染色质加深，从扁平状变为柱状或者立方状，部分细胞核仁明显，极向消失，可见核分裂象。最后，判断这一部分腺体是高分化管状腺癌，并且有向中分化管状腺癌进展的趋势（病例 11 图 10 B）。

病理复原图及最终诊断

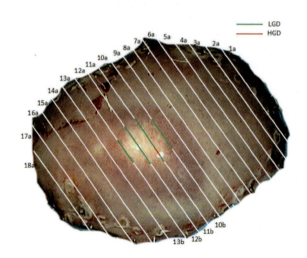

病例 11 图 11

病变大小：约 0.8 cm×0.8 cm；病理类型：高分化管状腺癌＞中分化管状腺癌（tub1＞tub2）；病变大体类型：Type 0- Ⅱ b 型。肿瘤浸润相关情况：无。脉管侵犯：未见确切侵犯。四周及基底切缘：均未见病变累及。有无溃疡及瘢痕：有。余黏膜：活动度（+），萎缩（+），肠化（+）。

病例小结

本病例难在发现，Hp 现症感染，黏液浑浊，如不彻底清洗胃黏液，漏诊较容易，检查胃时不应持续注气去观察胃整体黏膜像，应结合注气及吸气去全方位观察胃黏膜情况。本病例内镜下放大诊断并不难，凹陷区及边界区表面微结构及微血管表现非常典型，内镜下可直接诊断高分化腺癌。

EUS 检查是 ESD 前判断病变浸润深度的有效方法之一，胃肠道的层次结构组织学特征及周围邻近脏器的超声图像，可清晰地显示病灶位于消化道管壁的层次，并根据病变内部回声的不同提供诊断。

胃体内微小胃癌（肿瘤最大径≤0.5 cm）及小胃癌（0.5 cm＜肿瘤最大径＜1.0 cm），根据我国国情，目前医疗发展是需要活检，活检钳内径 0.5～0.6 cm；但对于胃体内微小癌活检后所剩无几的微小胃癌，ESD 术后切片有可能病变几乎没有，精细内镜下图片与 ESD 术后病理对比较差。

参考文献

[1] Internation Agency for Cancer Research. Schistosomes, liver flukes, Helicobacter pylori[J]. IARC Monogr Eval Carcinog Risks Hum, 1994, 61 (6): 238-241.

[2] Yao K, Anagnostopoulos GK, Ragunath K. Magnifying endoscopy for diagnosing and delineating early gastric cancer[J]. Endoscopy, 2009, 41 (5): 462-467.

[3] Muto M, Yao K, Kaise M, et al. Magnifying endoscopy simple diagnostic algorithm for early gastric cancer (MESDA-G)[J]. Dig Endosc, 2016, 28 (4): 379-393.

[4] Association JGC. Japanese gastric cancer treatment guidelines 2021(6th edition)[J]. Gastric Cancer, 2023, 26 (1): 1-25.

[5] Sun SB, Chen ZT, Zheng D, et al. Clinical pathology and recent follow-up study on gastric intraepithelial neoplasia and gastric mucosal lesions[J]. Hepatogastroenterology, 2013, 60 (127): 1597-1601.

[6] Raftopoulos Spiro C, Kumarasinghe Priyanthi, de Boer Bastiaan, et al. Gastric intraepithelial neoplasia in a Western population[J]. European Journal of Gastroenterology & Hepatology & HEPATOLOGY, 2012, 24 (1): 48-54.

[7] Ren Wei, Yu Jin, Zhang Zhi-Mei, et al. Missed diagnosis of early gastric cancer or high-grade intraepithelial neoplasia[J]. World Journal of Gastroenterology, 2013, 19 (13): 2092-2096.

[8] Wu Yangqing, Sang Jianzhong, Zhou Jianbo, et al. Comparative analysis of differences between preoperative endoscopic biopsy and postoperative pathological examination for diagnosis of gastric intraepithelial neoplasia[J]. Journal of international medical research, 2021, 49 (3): 300060521994929.

病例 12　胃角 0-Ⅱa+Ⅱc

基本信息

病例提供：宋　瑛　乔京贵　张博江　西安高新医院

病例整理：王　雨　西安市中心医院

病例指导：刘志国　空军军医大学第一附属医院

　　　　　陈光勇　首都医科大学附属北京友谊医院

病变部位：胃角

病变形态：Type 0-Ⅱa＋Ⅱc，UL（－）

病史介绍

　　患者女性，49 岁，主因"咽部异物感 1 个月"于我院门诊行胃镜检查。胃镜提示：胃角病变性质待定，活检提示"高级别上皮内瘤变伴可疑原位癌"，遂以"发现胃早癌 2 天"之主诉于 2022 年 11 月 30 日入院。近期体重无明显改变。既往曾有幽门螺旋杆菌感染，给予"四联"药物治疗后复查 ^{13}C 呼气试验（－）。患者否认吸烟及饮酒史，否认消化道肿瘤家族史。胸腹部增强 CT 未见明显异常。

背景黏膜情况

　　背景黏膜胃底、胃体大弯侧未见明显弥漫性发红及点状发红（病例 12 图 1 A、病例 12 图 1 B），可见萎缩范围跨过胃角部（病例 12 图 1 C、病例 12 图 1 D），胃角及胃窦规律 RAC 消失，并可见多发地图样发红及斑状发红（病例 12 图 1 D、病例 12 图 1 F），窦体交界大弯侧可见移行带鲜明化（病例 12 图 1 E）。综合考虑其背景黏膜为幽门螺杆菌除菌后状态，萎缩性胃炎木村 - 竹本分型：C2 型。

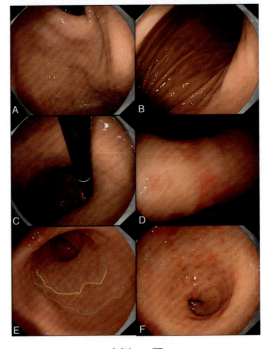

病例 12 图 1

内镜精查

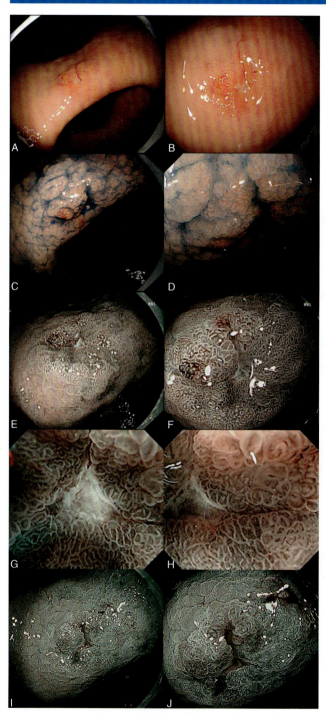

病例 12 图 2

白光观察，胃角处可见约 1.5 cm×2.0 cm 浅表凹陷型病变，周围可见轻微反应性隆起，病变色泽发红，表面可见自发性出血，凹陷处可见活检痕迹（病例 12 图 2 A、病例 12 图 2 B）。

靛胭脂染色后病变边界显示不清（病例 12 图 2 C、病例 12 图 2 D），这可能与除菌后肿瘤相对平坦并且呈现胃炎样外观相关。NBI 远景观察呈褐色色调，但整体色泽口侧偏茶色调，肛侧偏青色调（病例 12 图 2 E）。近景非放大观察，口侧区域腺体明显扩张，排列不规则，考虑存在再生上皮覆盖，呈胃炎样表现。前壁及肛侧区域腺体相对密集，肿瘤具体范围及边界仍不清晰（病例 12 图 2 F）。沿活检部位周围 NBI 放大观察，可见病变区域腺体排列密集、不规则，微血管呈 Loop Pattern，口径不同、形状不一（病例 12 图 2 G、病例 12 图 2 H）。醋酸染色后 NBI 可见病变去白化明显，范围较前清晰（病例 12 图 2 I、病例 12 图 2 J），提示醋酸染色对于勾勒病变边界有作用。

术后标本

术后大体标本甲醛固定12小时后进行白光及甲紫染色摄片（病例12图3A、病例12图3B），将标本甲紫染色后水下体外放大观察（病例12图3C），围绕活检瘢痕环周进行放大观察（病例12图3D），沿逆时针方向，从口侧开始仔细观察腺体结构。蓝框区域腺体IP增宽，腺体结构轻微紊乱（病例12图3E）。红框区域可见腺体大小不同、形状不一致、方向性不同（病例12图3F）。黄框区域偏前壁侧，腺体结构相对口侧更加密集，也存在大小、方向不一致（病例12图3G）。绿色区域为病变肛侧，腺体结构紊乱，排列密集（病例12图3H），腺管结构与体内NBI下观察一致。

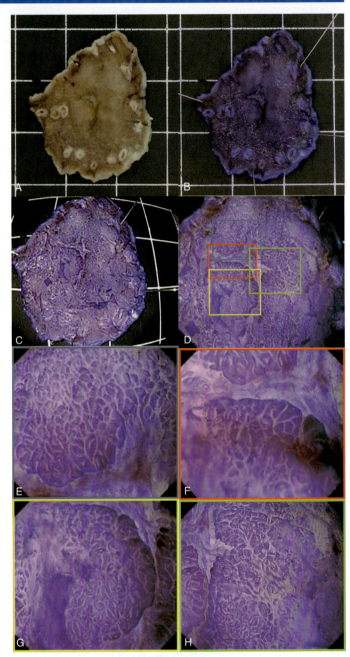

病例 12 图 3

术后内镜病理对照

病例 12 图 4 A 为组织改刀图，根据病理对应所做组织复原图为病例 12 图 4 B，其中病变位于 C、D、E 3 条组织，病变整体为 tub1，直径小于 1 cm，明显小于术前观察凹陷区域。

D 组织条为横跨活检瘢痕区域部分（病例 12 图 4 C），蓝框及黄框为活检瘢痕两侧病变区域（病例 12 图 4 D、病例 12 图 4 E），两侧腺体结构紊乱，核浆比增大，考虑为分化型肿瘤，这与该组织条病理切片存在黏膜凹陷且部分胃小凹上皮缺失相吻合。

E 组织条为活检瘢痕肛侧区域（病例 12 图 4 F），该区域内病变腺管更加密集，但分布不均匀（病例 12 图 4 G、病例 12 图 4 H），癌腺管大小、疏密不同。对局部进行高倍观察（病例 12 图 4 I），可见细胞核大、深染，上皮细胞也存在异型性，但较深度异型性偏低，与再生上皮或低异型上皮

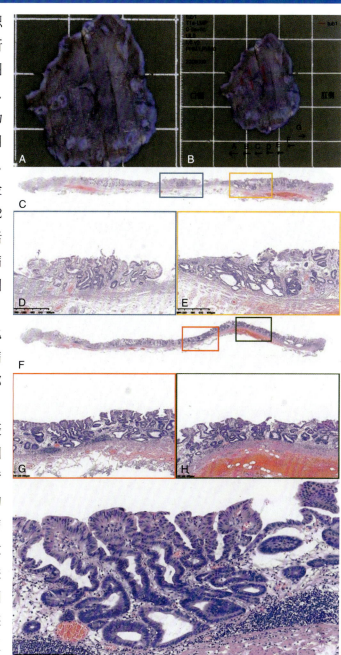

病例 12 图 4

（epithelium with low grade atypia，ELA）较难鉴别，也可能是病变边界范围判断困难的原因之一。

免疫组化

免疫组化显示：肿瘤组织 MUC5AC 阳性（病例 12 图 5 A），MUC6 阳性（病例 12 图 5 B），MUC2 部分阳性（病例 12 图 5 C），提示肿瘤黏液表型为胃肠混合型。Desmin 染色显示黏膜肌层完整（病例 12 图 5 D），肿瘤位于黏膜内。Ki-67 大部分区域阳性，增殖旺盛，但在表面降低，符合 ELA 表现（病例 12 图 5 E、病例 12 图 5 F）。

病例 12 图 5

最终诊断

标本类型：胃 ESD 标本。

部位：胃角。

标本大小：约 27 mm×23 mm；病变大小：约 8 mm×6 mm。

类型：浅表凹陷型（O-Ⅱc 型）。

组织学类型：黏膜固有层高分化腺癌（tub1），水平、基底切缘均（-）。

周围黏膜：萎缩（+）、肠化（+）、慢性炎症（+）、Hp（-）。

免疫组化：MUC2（少许细胞+）、MUC5AC（+）、MUC6（+）、HER-2（-）、CD10（-）、P53（-）、Ki-67（+，60%）、Desmin 示未浸润黏膜肌层。

病例小结

该病变是在根除幽门螺杆菌后，萎缩黏膜的背景下发生于胃角的一例黏膜内高分化腺癌，白光内镜观察呈红色，NBI 观察呈茶褐色，存在自发性出血，病变白区呈多样性，包括：小型化，不规整化，形状不一致，方向性不同，符合黏膜内分化型癌的内镜特征。但术前判断病变边界及范围时存在困难，白光及 NBI 下病变边界线均不清晰，醋酸染色后病变范围显示稍清晰，这也与其除菌后胃癌特点相符合，胃炎样外观、覆盖再生上皮等均造成了边界判断困难，ESD 实际切除范围较肿瘤实际范围偏大。术后对标本再次染色放大观察，有助于我们掌握病变的实际情况。因此，对于除菌后胃癌的范围及边界的判断，需要我们结合多种办法综合判断，必要时适当扩大切除范围。

参考文献

[1] Sun XY, Li J, Yue B, et al. Pathological features of early gastric cancer and its background mucosa after eradication of Helicobacter pylori and their implications for biopsy diagnosis[J]. Zhong Hua Bing Li Xue Za Zhi, 2023, 52 (5)：460-465.

[2] Mitsuru Nakagawa, Yasuhiro Sakai, Yuka Kiriyama, et al. Eradication of Helicobacter pylori induces immediate regressive changes in early gastric adenocarcinomas[J]. Pathobiology, 2019, 86 (2-3)：135-144.

[3] Satoki Shichijo, Yoshihiro Hirata. Characteristics and predictors of gastric cancer after helicobacter pylori eradication[J]. World J Gastroenterol, 2018, 24 (20)：2163-2172.

[4]Yuji Maehata，Shotaro Nakamura，Motohiro Esaki，et al.Characteristics of primary and metachronous gastric cancers discovered after helicobacter pylori eradication：A multicenter propensity score-matched study[J].Gut Liver，2017，11（5）：628-634.

病例 13　胃角 0-Ⅱa+Ⅱb

基本信息

病例提供：于　劲　史立伟　姜　歆　重庆市人民医院
病例整理：王　雨　西安市中心医院
病例指导：刘志国　空军军医大学第一附属医院
　　　　　李晓波　上海交通大学医学院附属仁济医院
　　　　　陈光勇　首都医科大学附属北京友谊医院
　　　　　金木兰　首都医科大学附属北京朝阳医院
病变部位：胃角
病变形态：0-Ⅱa+Ⅱb

病史介绍

患者男性，59岁，主因"结肠癌术后1年余，腹痛1天"入院。患者于2020年9月因结肠癌在我院行腹腔镜乙状结肠癌根治术。术后多次化疗并口服靶向药物。既往1年前胃镜：慢性萎缩性胃炎C3型伴肠化生，无幽门螺杆菌根除史，既往 ^{13}C 呼气试验测Hp阴性。入院后常规行胃镜检查发现胃角大小约 2.0 cm×2.0 cm，大体形态呈0-Ⅱa+Ⅱb型病变。

背景黏膜情况

胃黏膜未见明显黏膜水肿、弥漫性或点状发红等表现，无Hp现症感染典型表现（病例13图1A、病例13图1E）。胃窦及胃体小弯侧可见黏膜变薄、萎缩，延续到贲门，规律RAC消失，NBI下F线（指连续性胃底腺黏膜的边界线）更加清楚，并可见散在肠化灶，小弯侧可见地图样发红改变（病例13图1B至病例13图1F）。患者虽无明确Hp除菌病史，综合内镜下表现，Hp感染状态考虑Hp除菌后状态。背景黏膜：木村-竹本分型：O1型；Hp感染状态：既往感染。

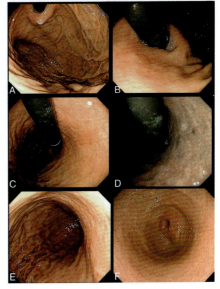

病例 13 图 1

内镜精查

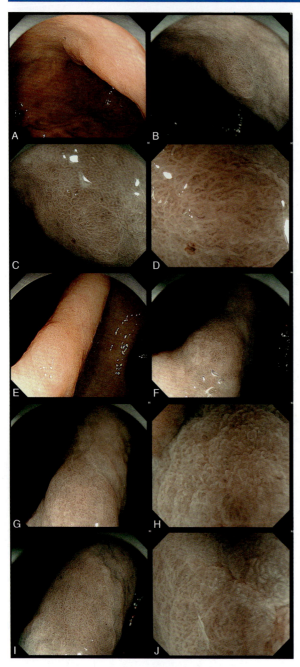

病例 13 图 2

部位：胃角。

正镜观察：近前壁局部黏膜粗糙，可见一处直径约 2.0 cm，大体分型呈 0-Ⅱa＋Ⅱb 型病变。白光观察，病变口侧呈 0-Ⅱa 型隆起，表面粗糙，有颗粒感，色泽呈微黄色调（病例 13 图 2 A）；NBI 模式下观察病变呈茶褐色调（病例 13 图 2 B），弱放大观察，病变边界线清晰，DL（＋）（病例 13 图 2 C）；NBI-ME 强放大下观察病变区域腺体大小不一、方向不一，微血管增粗、扭曲、管径不一，考虑存在不规则微血管及不规则微腺体结构，边缘非肿瘤区域蓝亮嵴可疑（病例 13 图 2 D）。

倒镜观察：病变前壁侧呈 0-Ⅱa 型隆起，后壁侧病变平坦，呈 0-Ⅱb 型，DL（＋）（病例 13 图 2 E、病例 13 图 2 F）；NBI 弱放大及强放大观察：隆起区域腺体呈颗粒乳头状，可见不规则 WOS，因 WOS 遮挡部分腺体微血管显示欠清晰（病例 13 图 2 G、病例 13 图 2 H）；平坦区域腺体密集、大小不一，微血管增粗、扭曲、管径不一，呈不规则微表面结构和微血管（病例 13 图 2 I、病例 13 图 2 J）。内镜精查后考虑分化型癌，UL（－），根据指南为 ESD 治疗的绝对适应证。

术后标本

标本甲醛固定 24 小时后进行观察，病例 13 图 3 A 为体外相机拍摄大体外观，病例 13 图 3 B 为水下白光摄图，统一左侧为口侧端。水下 NBI 观察病变区域茶褐色更加明显，与周围背景黏膜有较明确的边界线（病例 13 图 3 C）。抵近观察，对病变进行放大观察，蓝框为病变相对隆起 Ⅱ a 区域，黄框为相对平坦 Ⅱ b 区域，红框为病变靠后壁活检区域（病例 13 图 3 D）。与周围背景黏膜相比，病变区域微血管增粗、扭曲和分布不均，白区显示欠清晰（病例 13 图 3 E 至病例 13 图 3 G）。

结晶紫染色后病变区域相对深染，其口侧、肛侧及前壁侧边界线更加清晰（病例 13 图 3 H）。病例 13 图 3 I 及病例 13 图 3 J 分别为病例 13 图 3 G 及病例 13 图 3 E 区域结晶紫染色放大观察，可见腺体拉长，大小不一，排列不规则，均考虑为典型分化型肿瘤表现。

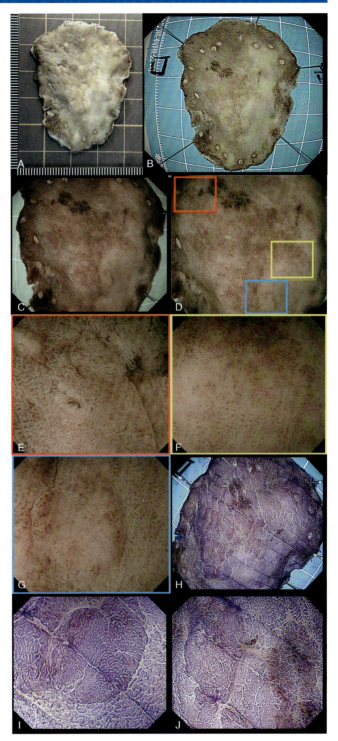

病例 13 图 3

术后内镜病理对照

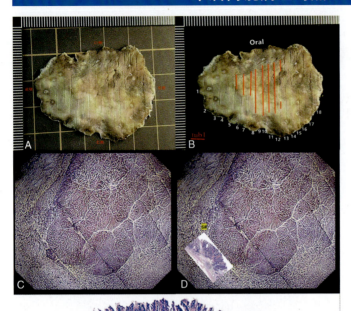

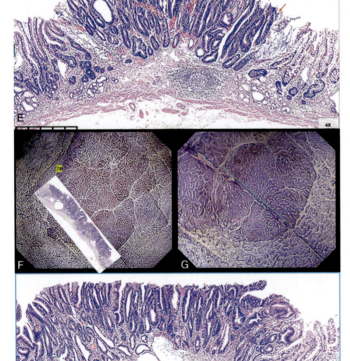

病例 13 图 4A 为标本改刀图，从前壁侧开始，沿口侧向肛侧改刀，共取材 18 条。病例 13 图 4B 为病理复原图：内镜下病变位于第 5～13 号组织条（因取材面问题 5 号组织肿瘤未能在 HE 染色中显示），为高分化管状腺癌。

选取 6 号组织条，病变和病理对应如图所示（病例 13 图 4C、病例 13 图 4D）。HE 染色切片可见肿瘤与非肿瘤有明确边界（红色箭头），肿瘤区域腺体呈管状结构，核大深染，分化梯度消失；非肿瘤区域腺体稀疏，分化梯度存在，可见大量杯状细胞。提示肿瘤区域为高分化管状腺癌，周围非肿瘤黏膜存在萎缩及肠化（病例 13 图 4E）。

7 号组织条与标本对应图（病例 13 图 4F）。病例 13 图 4G 为 7 号组织条肿瘤肛侧内镜下强放大图，可见腺体密集且顶部较平整，略高出非肿瘤区域，与病例 13 图 4H 病理切片能一一对应。

病例 13 图 4

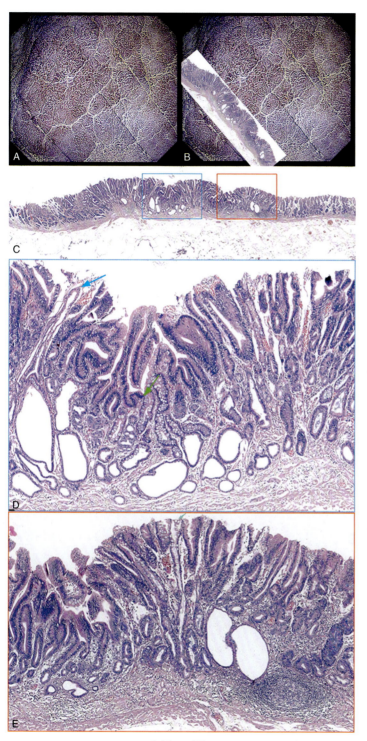

病例 13 图 5

标本结晶紫染色弱放大与 8 号组织条对应位置如图所示（病例 13 图 5 A、病例 13 图 5 B）。

HE 染色低倍观察可见肿瘤区域腺体更加密集、深染中有非肿瘤腺体穿插（病例 13 图 5 C）。

蓝框区域放大可见肿瘤性腺体中有非肿瘤性腺体"穿插"（蓝色箭头），以及在一个腺体中肿瘤细胞换非肿瘤细胞（绿色箭头）反映分化型肿瘤置换性生长模式（病例 13 图 5 D）。

红框区域放大观察见肿瘤性上皮与非肿瘤性上皮马赛样排列，支持除菌后胃癌表现（病例 13 图 5 E）。

免疫组化

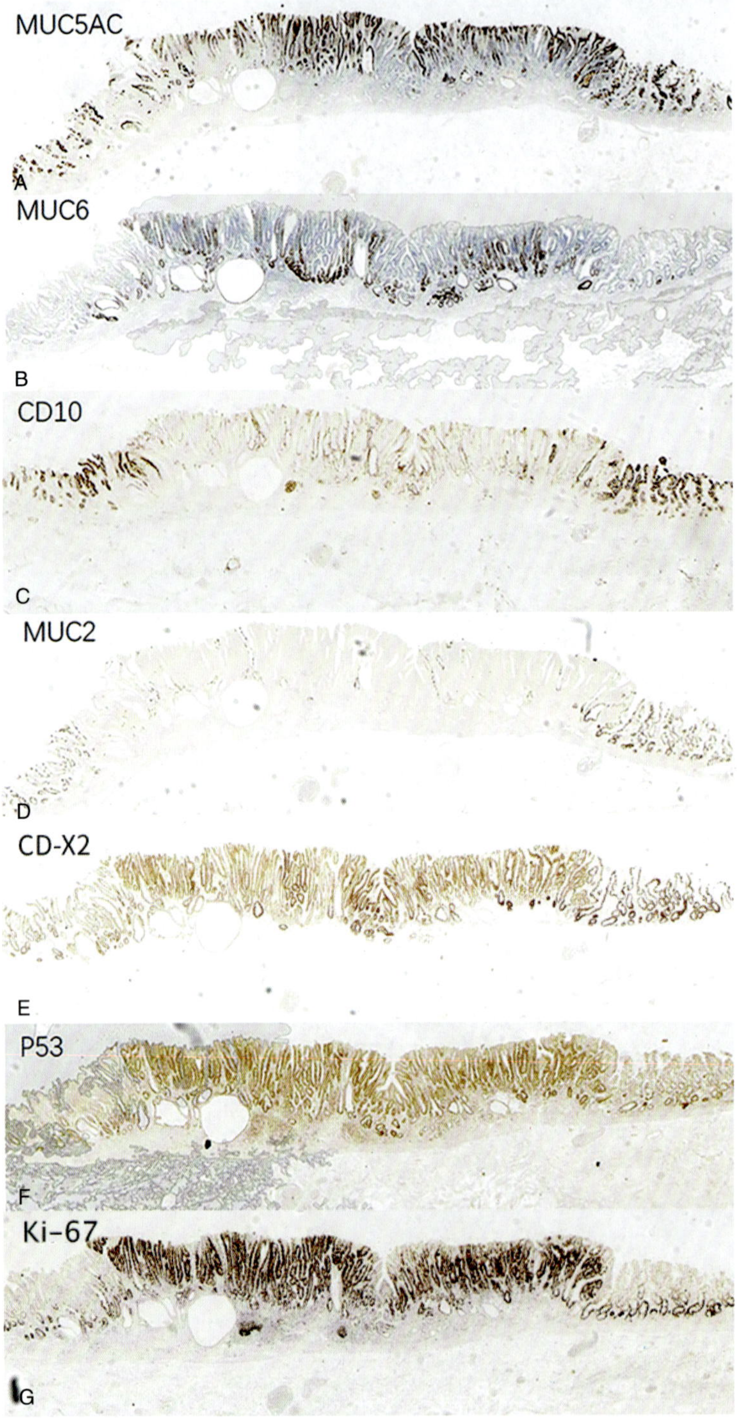

MUC5AC

A

MUC6

B

CD10

C

MUC2

D

CD-X2

E

P53

F

Ki-67

G

病例 13 图 6

免疫组化显示（病例 13 图 6 A 至病例 13 图 6 E），肿瘤区域 MUC5AC（+），MUC6 部分（+），CD10（-），MUC2（-），CD-X2（+），肿瘤黏液表型为胃型。

肿瘤区域 P53 弥漫阳性，呈突变型（病例 13 图 6 F）；肿瘤腺管 Ki-67 呈弥漫阳性表达（病例 13 图 6 G）。

最终诊断

部位：胃角。

大体形态：Type 0-Ⅱa＋Ⅱb。

标本大小：约 50 mm×32 mm。

病变大小：约 18 mm×22 mm（6～13 号组织条）。

组织类型：tub1。

黏液表型：胃型。

溃疡：pUL（-）。

深度：pT1a（M）。

水平、基底切缘：pHM（-），pVM（-）。

脉管：Ly0，V0。

按照日本 2021 年早期胃癌内镜下切除指南，为 eCure A 治愈性切除，随访。

既往检查

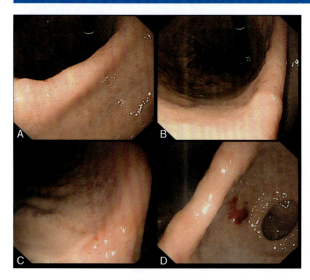

病例 13 图 7

患者曾于 2020 年 9 月于我科行胃镜检查，追溯图片胃角靠前壁可见一处 0-Ⅱc 型病变，色泽微黄，血管网透见度下降，考虑为肿瘤性病变可能，考虑漏诊（病例 13 图 7 A、病例 13 图 7 B）。2021 年 4 月患者结肠癌术后复查时再次胃镜检查，见胃角前壁萎缩范围内黏膜色泽改变，因胃角暴露欠佳加上图片清晰度不够，诊断信心不高，但较 2020 年 9 月病变似乎趋于平坦（病例 13 图 7 C、病例 13 图 7 D）。

病例小结

结合内镜及病理,背景黏膜为慢性萎缩性胃炎(木材 - 竹本分类:O1 型),除菌后。病变位于胃角部萎缩范围内,以浅表隆起为主的分化型肿瘤,是一例非常典型的分化型癌。

病变白光观察色泽发红,病变后壁肛侧隆起不明显,与正常黏膜分界稍困难,借助 NBI 或靛胭脂染色有助于判断肿瘤 DL。本病变拍摄时灯泡老化导致病变偏暗,反转内镜观察时给气稍多,使病变的整体观不够理想,体外标本观察能较好弥补体内观察不足。

回溯患者 14 个月前内镜图片发现胃角相同部位 0- Ⅱc 型病变,考虑为肿瘤性病变,经历 14 个月病变由 0- Ⅱc 型发展为 0- Ⅱa + Ⅱb 型。做到全胃无死角观察的同时,拍摄清晰内镜图片并不定时回溯学习有助于提升内镜医生诊断水平。

参考文献

[1]Hiroyuki Ono, Kenshi Yao, Mitsuhiro Fujishiro, et al.Guidelines for endoscopic submucosal dissection and endoscopic mucosal resection for early gastric cancer (second edition) [J].Digestive Endoscopy, 2021, 33 (1): 4-20.

病例 14　　胃体中部大弯后壁 0-Ⅱa+Ⅱc

基本信息

病例提供： 张龙杰　段淑芬　王军凯　许昌市中心医院
病例整理： 彭廷发　武警四川省总队医院
病例指导： 刘志国　空军军医大学第一附属医院
　　　　　　陈光勇　首都医科大学附属北京友谊医院
病变部位： 胃体中部大弯后壁
病变形态： Type 0-Ⅱa+Ⅱc

病史介绍

患者男性，65岁，主因"间断腹部不适1个月"来我院就诊。专科查体无特殊；既往史：胆囊切除术后14年，无根除Hp病史。抽血查尿素酶阳性，细胞毒素相关基因A蛋白、空泡毒素阴性，胃泌素17升高，考虑感染Hp 2型弱毒株。血常规、生化、肿瘤标志物及腹部增强CT检查未见明显异常，凝血酶原时间16.40秒，凝血酶原活动度53.70%，国际标准化比值1.49（原因不明确）；于我院胃镜检出胃体中部大弯近后壁病变。

背景黏膜情况

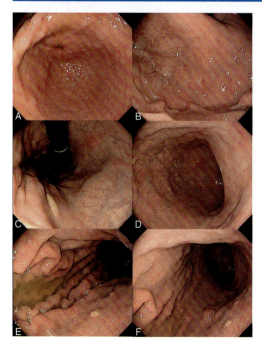

胃窦黏膜充血水肿，萎缩、肠化、胆汁反流（病例14图1A）。胃底黏膜充血水肿，弥漫性发红，有萎缩（病例14图1B）。倒镜观察胃体小弯侧、前后壁萎缩明显，见多发黄斑瘤（病例14图1C）。正镜观察充分充气状态下，胃体小弯侧、前后壁萎缩明显，大弯侧呈斑片状（病例14图1D）。乏气状态下，远景观察大弯侧可见隆起性发红病灶（病例14图1E），充气后病灶更为明显（病例14图1F）。综合胃内背景黏膜情况为慢性萎缩性胃炎（O3型）。

病例14图1

初次内镜筛查

应用内镜 Olympus GIF-H260Z 筛查发现病灶，抵近观察，见病灶边缘部稍隆起，中间稍凹陷，充吸气可见病灶较柔软，变形反应（病例14图2A、病例14图2B）。NBI 非放大观察，充气状态病灶展开，边界清晰，内部呈深褐色，考虑肿瘤性病变（病例14图2C）。边缘部稍隆起，抵近观察可见外侧缘表面微结构存在、内侧表面微结构显示不清，周围胃黏膜充血水肿（病例14图2D）。NBI 抵近弱放大观察，可见病灶内表面微结构模糊，表面微血管似不规则（病例14图2E、病例14图2F）。NBI 下水中强放大观察，病灶边界清晰，表面见不规则分布 WOS，表面微结构模糊或似有融合，表面微血管不规则（形状、分布、排列不均，相互间有连接），而边缘上皮表面微结构尚规则，隐窝边缘上皮（marginal crypt epithelial，MCE）明显，考虑此病灶为萎缩肠化背景的分化型癌（病例14图2G、病例14图2H）。靛胭脂染色病灶边界尚清晰、稍不规则，病灶内胃小区分布不均，靛胭脂沉积不均（病例14图2I）。活检为高级别腺上皮内瘤变，与内镜诊断一致（病例14图2J）。

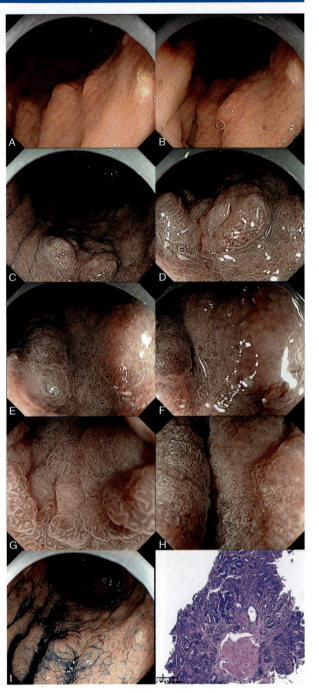

病例14图2

术前内镜精查

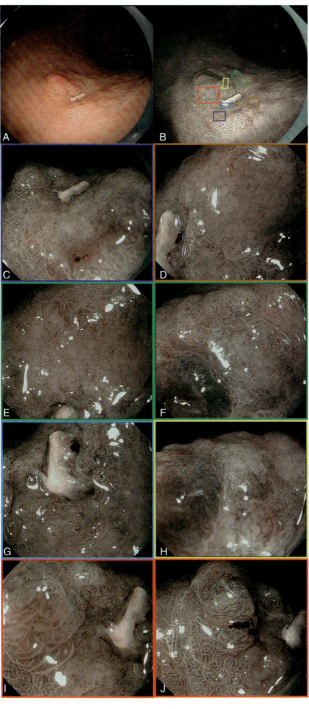

病例 14 图 3

活检后 5 天，术前精查，应用内镜 Olympus GIF-H290Z，充分注气状态下，白光边界局部欠清晰，病灶口侧及左侧部稍隆起，色泽稍红，似呈平台样，NBI 下呈深褐色；肛侧稍平坦、凹陷，色泽稍白，NBI 下呈浅褐色，中间见活检后溃疡（病例 14 图 3A、病例 14 图 3B）。

病灶的口侧（病例 14 图 3C）、右侧（病例 14 图 3D）、肛侧（病例 14 图 3E、病例 14 图 3F）、溃疡周边（病例 14 图 3G）、左下侧（病例 14 图 3H）、左上侧（病例 14 图 3I）：NBI 放大内镜下，均表现为表面微结构不可见或模糊不清，表面微血管不规则（因活检后溃疡影响，周围微血管稍有增粗；因炎症影响，局部血管显示欠清晰），相互间有连接，考虑为分化型癌。左上侧外侧缘（病例 14 图 3J）表面微结构稍增大、规则排布，呈椭圆形或沟槽状改变，见亮蓝嵴存在，表面微血管规则存在于微结构内，考虑为伴有炎症、肠化的非肿瘤病变；左侧稍隆起部位，形态饱满，需警惕肿瘤浸润风险。

术后标本

术中应用 Olympus GIF-H 290Z 内镜在 NBI 放大观察下于病灶周边标记（病例 14 图 4 A）。因胃部炎症明显，且位于大弯，术中较易出血，因此术后创面烧灼痕迹明显（病例 14 图 4 B）。术后切除标本，因术中反复止血，局部切缘烧灼痕迹明显，局部标记点显示欠清晰，标本大小约 3.0 mm×2.8 cm（病例 14 图 4 C）。

标本口侧稍隆起处及病灶内溃疡周边，表面黏液较多，表面微结构不可见，表面微血管不规则、呈网状，与正常黏膜边界清晰（病例 14 图 4 D 至病例 14 图 4 F）。标本固定后沿垂直于口肛方向取材，标本取材图上复原，见该病变为高中分化黏膜内腺癌（病例 14 图 4 G、病例 14 图 4 H）。

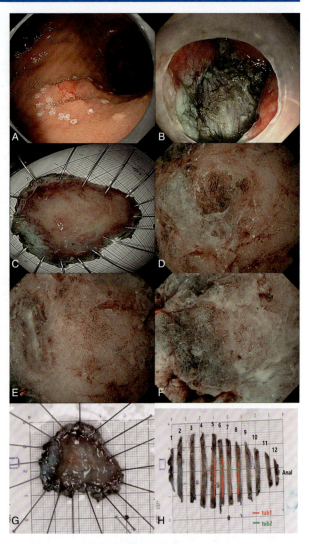

病例 14 图 4

术后内镜病理对照

病理诊断为胃体（ESD 标本）高中分化管状腺癌，局限于黏膜内，局灶侵犯黏膜肌层，呈推挤式浸润，未见脉管、神经侵犯，无溃疡形成，基底切缘及侧切缘阴性，病灶位于 5、6、7、8 号组织条，大部分区域表现为高

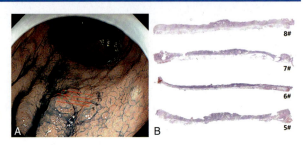

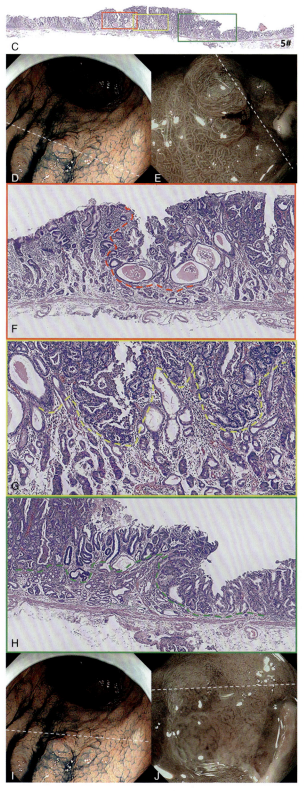

分化腺癌，局灶区域有中分化腺癌表现（病例14图5A、病例14图5B）。

5号组织条很好地展示了内镜图像中隆起及周边组织情况，隆起外侧缘为正常上皮，隆起顶端及内侧缘为癌，且从病变中心至隆起外侧缘展示了肿瘤不断替代增殖的过程（病例14图5C）。

白光内镜及NBI放大内镜中白色虚线对应5号组织条（病例14图5D、病例14图5E）。红框内红线显示了非肿瘤病变与肿瘤性病变的分界，与内镜表现吻合：左上侧隆起区外侧缘表面微结构及微血管规则，而内侧缘表面微结构模糊、微血管不规则（考虑由于病变切除后标本拉伸的原因，标本上左侧隆起区与正常黏膜过渡平缓），交界处见大量囊性扩张腺体，肿瘤性腺体内见坏死物质，但在NBI放大内镜下并未看到WGA的存在，可能是由于此类腺体位置较深的原因（病例14图5F）。黄框内黄线上方为肿瘤腺体，下方为正常腺体，显示肿瘤由表层向下替代增殖（病例14图5G）。

绿框内绿线及箭头显示肿瘤由内向外不断延伸替代正常腺体过程（病例14图5H）。

白光内镜及放大内镜中白色虚线对应7号组织条（病例14

图 5 I、病例 14 图 5 J)。

　　7 号组织条整体为高分化腺癌，仅见 2 处灶状中分化腺癌成分（如蓝框内和橙框内所示）（病例 14 图 5 K）。蓝框内见肿瘤腺体缩小、融合、管状结构不清，于黏膜表面仅点灶状暴露（病例 14 图 5 L）。橙框内见灶状肿瘤腺体融合呈筛孔状，上方有分化良好肿瘤腺体覆盖（病例 14 图 5 M）。因此病变内少量中分化癌成分很难形成具有典型代表性 NBI 放大内镜表现，而使内镜下表现为近乎规则的网格状微血管结构，但由于组织中大量炎症细胞的存在而使表面微血管局部显示欠清晰。

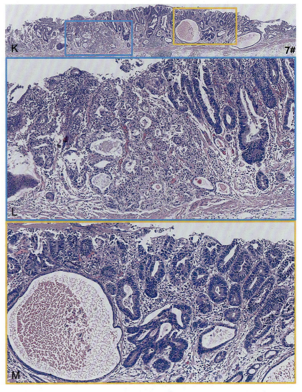

病例 14 图 5

最终诊断

　　胃体（ESD 标本）高中分化管状腺癌，大小约 20 mm×14 mm，局限于黏膜内，局灶侵犯黏膜肌层，呈推挤式浸润；肉眼分型 Type 0-Ⅱa＋Ⅱc 型；未见神经、脉管侵犯；无溃疡形成；基底切缘及侧切缘阴性；周围黏膜呈慢性萎缩性炎，肠化（++），固有层内见多灶淋巴组织增生并淋巴滤泡形成。术后分级为 eCure A。

病例小结

　　该病例是一例典型的长期幽门螺杆菌感染、胆汁反流导致严重萎缩、肠化基础上产生的分化型早期胃癌。通过筛查时应该使用 Olympus GIF-H 260Z 内镜常规放大观察，NBI 下特点明显，诊断自信度较高。该病灶有清晰的边界，表面微结构不可见或模糊不清，表面微血管不规则（微血管形状、分布、排列不一，相互间有连接），非常符合八尾建史教授的"VS"理论，内镜诊断为一例分化型的早期胃癌。通过活检进一步证实病变性质。

　　病灶左侧稍隆起，似平台样，需警惕肿瘤黏膜下深浸润风险，但病灶整体柔软，空气变形反应明显，因此考虑黏膜内癌或黏膜下浅层浸润癌可能性大，可以考虑行

ESD 切除。根据术后病理考虑隆起性改变可能与肿瘤替代式增殖、腺体囊性扩张、淋巴细胞大量浸润相关，而非黏膜下浸润所致。需要说明的是，由于内镜下根据平台样隆起判断浸润深度比较困难，一致性不佳，所以对这种不除外深浸润的病变还是应该尽量争取内镜下切除以达到微创治疗的目的。此外可以考虑过度充气，观察是否存在非延展征以证实是否存在明显的黏膜下浸润。

术前再次应用 Olympus GIF-H290Z 内镜进行细致的边界判断、标记，胃部明显的炎症及病变位于大弯侧使切除过程出血明显，对剥离造成了一定困难，该患者若术前进行抑酸治疗使得胃部炎症减轻后行 ESD，或能使术中出血概率降低，此外，使用合适的牵引技术也可能让剥离过程更为顺畅。术后给予根除 Hp 等药物治疗，建议定期复查内镜，完善相关检查，排除自身免疫性胃炎可能，同时给予患者及家属早癌胃癌防治知识宣教。

参考文献

[1] 赫捷,陈万青,李兆申,等.中国胃癌筛查与早诊早治指南(2022,北京)[J].中华消化外科杂志,2022,21（7）：827-851.

[2] 赵鑫,姚方.早期胃癌浸润深度判断的现状及未来[J].中华消化内镜杂志,2022,39（12）：961-964.

[3] Yao K.Use of magnifying endoscopy with narrow-band imaging can change the clinical practice of screening endoscopy for early upper gastrointestinal neoplasia[J].Dig Endosc,2022,34（5）：1010-1011.

[4] Doyama H,Nakanishi H,Yao K.Image-enhanced endoscopy and its corresponding histopathology in the stomach[J].Gut Liver,2021,15（3）：329-337.

[5] Miyaoka M,Yao K,Tanabe H,et al.Diagnosis of early gastric cancer using image enhanced endoscopy:a systematic approach[J].Transl Gastroenterol Hepatol,2020,5：50.

[6] Muto M,Kenshi Yao,Kaise M,et al.Magnifying endoscopy simple diagnostic algorithm for early gastric cancer（MESDA-G）[J].Digestive Endoscopy,2016,28：379-393.

病例 15　胃体下部 0-Ⅱc

基本信息

病例提供：孙小雅　汪　嵘　屈重霄　山西省人民医院

病例整理：逯艳艳　青海省人民医院

病例指导：刘志国　空军军医大学第一附属医院

陈光勇　首都医科大学附属北京友谊医院

病变部位：胃体下部

病变形态：0-Ⅱc

病史介绍

患者老年男性，糖尿病病史，平素血糖控制欠佳，主因"体检发现胃体病变 1 年"入院。偶吸烟、饮酒，无肿瘤家族史。既往 ^{13}C 呼气试验阴性。入院后血常规、凝血功能、肝肾功能、肿瘤标志物、心电图、肺功能、便常规、胸腹部 CT 均未见明显异常。

背景黏膜情况

2020 年 7 月门诊行胃镜检查，白光所见：胃窦黏膜红白相间，以红为主，未见明显萎缩（病例 15 图 1A）；胃体皱襞纤细，无充血水肿，胃角（病例 15 图 1B）及小弯侧可见 RAC（病例 15 图 1C）；胃底黏膜光滑，未见充血及病理性黏液附着（病例 15 图 1D）；齿状线黏膜粗糙，其上方可见条状充血（病例 15 图 1F）。综上考虑：胃内既往无 Hp 感染，慢性非萎缩性胃炎合并反流性食管炎。

检查过程中发现胃体下部大弯褪色调病变（病例 15 图 1E）。

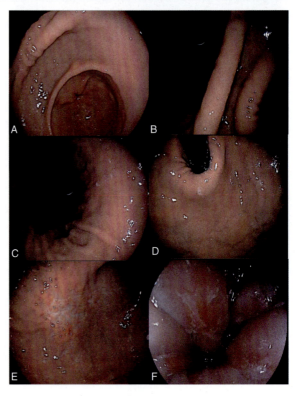

病例 15 图 1

内镜精查（一）

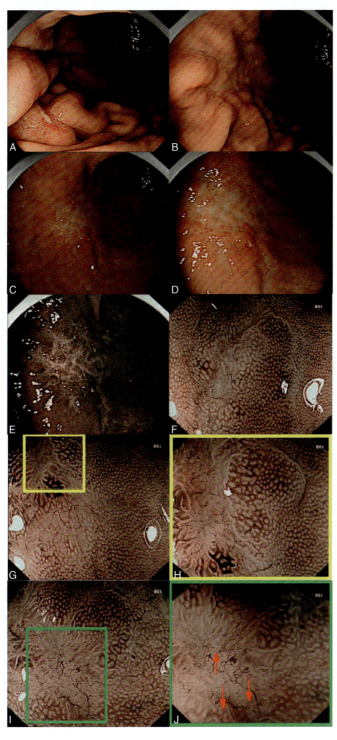

病例 15 图 2

白光所见：胃腔充盈欠佳情况下，观察到胃体下部大弯一处溃疡病灶，覆白苔，周围可见发红修复改变（病例 15 图 2 A）；充分注气后大弯皱襞完全展开，病灶延展性可（病例 15 图 2 B 至病例 15 图 2 D）；同时一表浅凹陷病变显露，颜色褪色和发红混合。白光下观察该病变边界不清（病例 15 图 2 D），切换至 NBI 后该病变周围呈现出"地图样"外观（病例 15 图 2 E），结合背景黏膜情况考虑：①未分化癌？②黏膜相关淋巴组织（MALT）淋巴瘤？

ME-NBI 下所见：背景黏膜呈现清晰胃底腺结构（病例 15 图 2 F）；病灶发白区域内微腺管显示不清、消失，可见较稀疏微血管，未见明显未分化癌典型的 CSP 形态，微腺管存在区域内可见 IP 间隙增宽（病例 15 图 2 G、病例 15 图 2 H）；部分区域内可见不典型树枝状扩张血管（tree-like appearance，TLA）（病例 15 图 2 I、病例 15 图 2 J 红色箭头标注）。

ME-NBI 下观察微腺管不清或消失区域，给予喷洒 1.5% 的醋酸溶液（病例 15 图 3 A 至病例 15 图 3 D），局部微腺管消失，周围残存微腺管更加立体呈现出来，可以看到微腺管拉长，IP 间隙增宽，凹陷处表面并非没有腺体的机构（病例 15 图 3 D）。

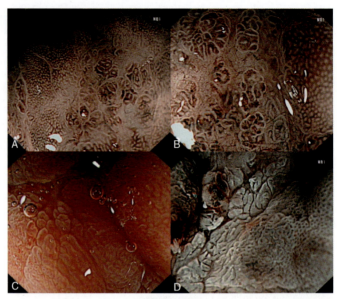

病例 15 图 3

综上所述：胃体下部表浅凹陷病变高度怀疑 MALT 淋巴瘤，进行活检，待病理进一步证实。

活检病理

活检 2 块组织（病例 15 图 4 A）红色框内低倍镜下观察：黏膜固有层腺体明显减少，黏膜固有层及下层可见较多温和的淋巴细胞浸润（病例 15 图 4 B）；高倍放大观察绿框内可见少许腺体退行性改变，胞质丰富，嗜酸性（病例 15 图 4 C）。

黄色框内低倍镜下观察黏膜固有层腺体减少不明显（病例 15 图 4 D）；高倍放大观察蓝色框内仍可见较多淋巴细胞浸润（病例 15 图 4 E）。

病理提示（胃体）中度慢性萎缩性胃炎伴糜烂及小灶溃疡形成，中度活动，部分腺上皮轻度异型增生。活检并未确证 MALT 淋巴瘤的诊断，可能与活检标本样本量较小，诊断困难有关。

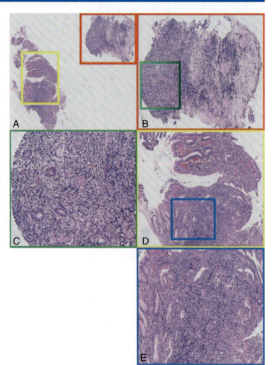

病例 15 图 4

内镜精查（二）

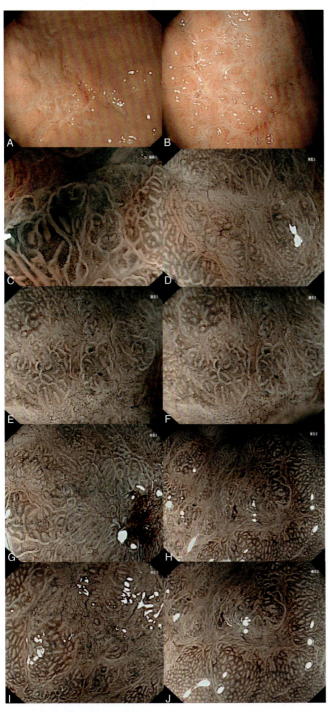

病例 15 图 5

首次胃镜检查高度怀疑 MALT 淋巴瘤可能，活检病理结果不支持，虽然间质中可见大量淋巴细胞浸润，未进一步完善相关免疫组化。约 90% 的胃 MALT 淋巴瘤是在 Hp 感染引起的胃炎基础上发生的，对于 Hp 阴性的 MALT 淋巴瘤根除 Hp 仍有效果，本例内镜下表现 Hp 阴性，^{13}C 呼气试验结果（－），建议患者口服四联除菌药物后再次复查胃镜。如希望更好地建立 Hp 阴性的诊断应考虑补充 Hp 抗体。

2 个月后复查胃镜（病例 15 图 5）。白光下所见：胃体病变大小及形态较前无明显变化，既往溃疡处可见红色瘢痕形成（病例 15 图 5 A、病例 15 图 5 B）；ME-NBI 下观察可见墨绿色增生微腺管形成（病例 15 图 5 C 至病例 15 图 5 E）。治疗后 ME-NBI 下的表现基本同前，但部分区域内微腺管结构明显优于治疗前（病例 15 图 5 F、病例 15 图 5 G）；微腺管消失的光滑黏膜处 TLA 的出现较前减少（病例 15 图 5 E、病例 15 图 5 H 至病例 15 图 5 J）。

术后标本

由于 MALT 淋巴瘤早期发生于黏膜固有层，表面可覆盖正常上皮，随着发展淋巴瘤细胞逐渐浸润至正常腺管之间，腺管破坏，变少、变稀疏。该病变延展性可，目前不考虑黏膜下深浸润可能。

鉴于 MALT 淋巴瘤诊断困难，经 Hp 清除治疗后尽管病变有一定程度的消退，但不够显著，经与患者沟通后，行诊断性 ESD 以辅助病

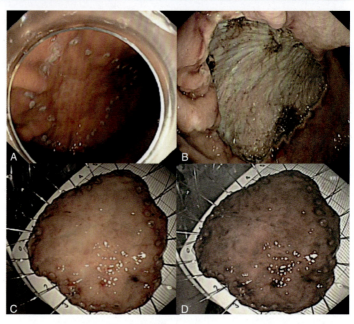

病例 15 图 6

理诊断，住院后完善相关术前检查，剥离过程中紧贴固有肌层，无明显纤维化（病例 15 图 6 A、病例 15 图 6 B），手术过程顺利，离体标本如病例 15 图 6 C、病例 15 图 6 D 所示。

术后病理

沿口肛连线共切除 21 条组织条，其中 2～19 号组织条上均有病变存在。

⑧号组织条上可看到病灶局部连续性中断（病例 15 图 7 A 红色框内示），高倍镜下观察可见一纤维瘢痕（病例 15 图 7 B），考虑溃疡愈合后改变，与内镜下表现一致。

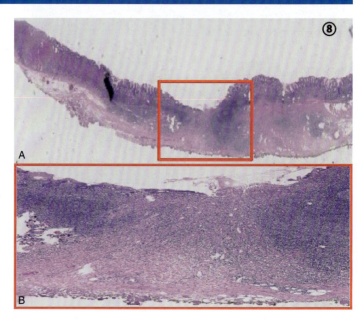

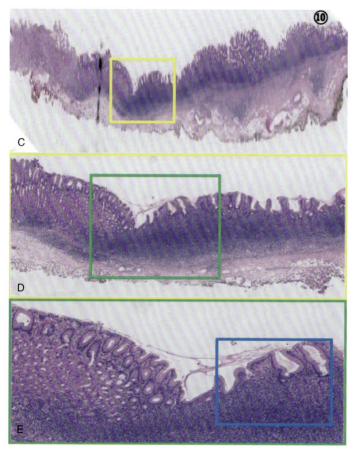

病例 15 图 7

⑩号组织条可以看到病变范围较广，一侧较清晰地看到与周围正常黏膜分界较清（病例15图7C黄框）；高倍镜下观察黏膜层可见大量深染、致密的淋巴样细胞聚集，黏膜固有层腺体减少，被淋巴样细胞取代（病例15图7D黄框）；除此之外，上皮层有明显分界，IP间隙增宽（病例15图7E绿色框内），与放大内镜下表现一致。

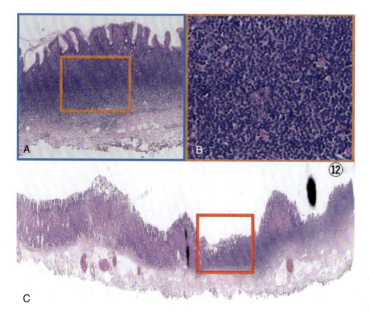

上皮层有明显分界，大量淋巴样细胞聚集的表面上皮为非肿瘤性上皮（病例15图8A）；高倍放大下可见淋巴样细胞体积偏小、胞质少，核仁不明显，核分裂象少（病例15图8B）。

⑫号组织条病变范围较清晰（病例15图8C）；高倍镜下观察黏膜层可见大量深染、致

密的淋巴样细胞聚集，黏膜固有层腺体减少，被淋巴样细胞取代（病例15图8D红框）；高倍放大下可见大量淋巴样细胞，体积偏小、胞质少（病例15图8E）。结合肿瘤细胞形态、病变整体的组织

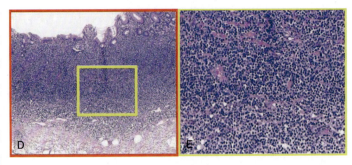

病例15图8

结构形态及病变发生部位，考虑MALT淋巴瘤可能性较大，需免疫组化证实。

免疫组化

CD20与PAX-5为B淋巴细胞的标记，结果（+）（病例15图9A、病例15图9B）；CD3为T淋巴细胞的标记，结果散在少量阳性（病例15图9C），说明淋巴样细胞是B淋巴细胞来源。Cyclin D1结果阴性（病例15图9D），除外B淋巴细胞来源的套细胞淋巴瘤。EBER阴性（病例15图9E）除外EBV病毒相关淋巴组织增殖性疾病。Ki-67代表细胞增殖的指数，与淋巴瘤的恶性度相关，结果（+，5%～10%）（病例15图9F），提示它倾向于惰性的MALT淋巴瘤。

Hp结果阴性（病例15图9G）。Bcl-2结果（+）（病

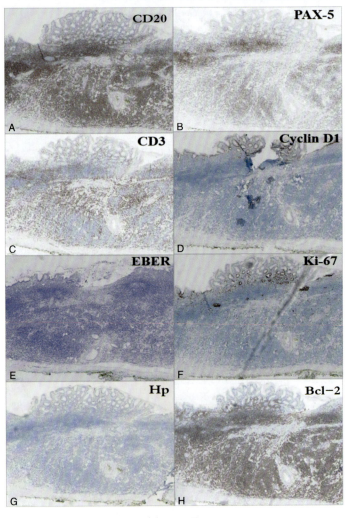

病例15图9

例 15 图 9 H），同时完善了 CD10 与 Bcl-6，结果阴性除外滤泡型淋巴瘤可能。CD5 阴性与 CD23 滤泡阳性除外小 B 细胞性淋巴瘤可能。

该病变是一个以小 B 淋巴细胞增生为主的病变，病灶内可见淋巴滤泡形成，排除相关的鉴别诊断，加上肿瘤发生部位，符合 MALT 淋巴瘤的诊断。

最终诊断

（胃体 ESD）：形态结合免疫组化，符合黏膜相关淋巴组织结外边缘区 B 细胞淋巴瘤（MALToma），镜下病变范围约 4.5 cm×3.4 cm，伴溃疡形成，周围胃黏膜轻度化生性萎缩性胃炎，轻度肠化，水平及基底切缘未见瘤组织，其中部分水平切缘处黏膜内见灶状淋巴细胞浸润。

免疫组化：CD20（+），PAX-5（+），CD21（+），CD23（滤泡 +），CD43（-），CD5（-），LEF1（-），Cyclin D1（-），SOX11（-），CD3（-），Lambda（-），Kappa（-），Ki-67（+，5% ～ 10%），CD10（-），Bcl-6（-），Mum-1（-），Bcl-2（+），Hp（-），P53（+，＜ 2%）。

分子病理：EBER（-）。

病例小结

1. 胃淋巴瘤起源于 MALT，具有明显的组织学和临床特征。MALT 淋巴瘤在胃内表现多样性，常被误诊为胃溃疡、胃炎或胃癌，从这些疾病中确诊胃 MALT 淋巴瘤是必要的。重要的是 MALT 淋巴瘤诊断较困难，该病例最初怀疑胃 MALT 淋巴瘤，多次活检后仍不能得出一个明确的诊断。本病例虽然内镜下高度怀疑 MALT 淋巴瘤，活检后未能明确诊断，需加强与病理科的沟通，进一步完善相关免疫组化。因此，对于 MALT 淋巴瘤的诊断需要白光内镜、电子染色放大内镜、EUS 及病理科的相互配合，综合诊断是非常有必要的。

2. 当活检不能证实淋巴瘤时，可以考虑进行内镜切除以获得大块组织用于病理学分析。如果病变局限，可以考虑 ESD 整块切除；如范围较大，完整切除困难，也可以考虑 EMR 只获得用于病理评估的小块标本。

3. ME-NBI 可以发现淋巴瘤独特的血管特征——TLA（在光滑黏膜中发现类似于树干的树枝状血管，其表面腺体结构消失），对于常规内镜观察困难的未分化型早期胃癌和萎缩性胃炎的鉴别是有用的，对于疑似淋巴瘤进行靶活检。同时需要注意不含 TLA 的胃淋巴瘤的存在。

4. 有文献报道对于 Hp 阴性的胃 MALT 淋巴瘤仍可考虑清除幽门螺杆菌治疗。Hp 阴性的胃 MALT 淋巴瘤对抗生素治疗反应的原因尚不清楚，但有几种可能的推测。

一种推测认为，这些患者出现假阴性结果或者感染的是 Hp 以外的细菌，而针对 Hp 的抗生素根除治疗能够根除这种非 Hp；另一种解释是克拉霉素（包括在根除药物中）通过其免疫调节作用影响患者的免疫系统。然而，需要进一步的研究来阐明这一反应所涉及的机制。对于这些患者，如果抗生素治疗 3 ～ 6 个月复查内镜未见明显淋巴瘤消退征象，应考虑进行针对性的放射治疗。

参考文献

[1] Wu Xiaowan, Zhuang Qian, Wang Jing, et al. Differences of endoscopic features between undifferentiated-typed early gastric cancer and gastric mucosa-associated lymphoid tissue lymphoma[J]. Chin J Dig Endosc, 2021, 38 (11)：894-900.

[2] Law TT, Tong D, Wong SW, et al. Helicobacter pylori-negative gastric mucosa-associated lymphoid tissue lymphoma：magnifying endoscopy findings[J]. Hong Kong Med J, 2015, 21 (2)：183-186.

[3] Nonaka K, Ohata K, Matsuhashi N, et al. Is narrow-band imaging useful for histological evaluation of gastric mucosa-associated lymphoid tissue lymphoma after treatment？[J]. Dig Endosc, 2014, 26 (3)：358-364.

[4] Nonaka K, Ishikawa K, Shimizu M, et al. Education and Imaging. Gastrointestinal：gastric mucosa-associated lymphoma presented with unique vascular features on magnified endoscopy combined with narrow-band imaging[J]. J Gastroenterol Hepatol, 2009, 24 (10)：1697.

[5] Ann E, Zucca L, Arcaini C, et al. Ladetto, on behalf of the ESMO Guidelines Committee. Marginal zone lymphomas：ESMO Clinical Practice Guidelines for diagnosis, treatment and follow-up[J]. Ann Oncol, 2020, 31 (1)：17-29.

病例 16 胃体下部前壁 0-Ⅱa+Ⅱc

基本信息

病例提供：张维森 贵州医科大学附属医院
病例整理：赵文婕 山西省煤炭中心医院
病例指导：刘志国 空军军医大学第一附属医院
　　　　　陈光勇 首都医科大学附属北京友谊医院
病变部位：胃体下部前壁
病变形态：0-Ⅱa+Ⅱc

病史介绍

患者男性，60岁，因"上腹胀半年余"在我院门诊查 ^{14}C 呼气试验：阳性，行普通胃镜检查：慢性萎缩性胃炎 O2 型。活检提示高级别上皮内瘤变。拟住院行 ESD 治疗。患者因个人原因，暂未入院手术。门诊医师予泮托拉唑、胶体果胶铋、阿莫西林、克拉霉素四联根除幽门螺杆菌治疗。3个月后入院。既往体健，无吸烟、饮酒史。查体无特殊阳性体征。入院后查：胸腹部增强CT：腹主动脉钙化；复查 ^{14}C 呼气试验：阳性；余检查无特殊。

门诊胃镜

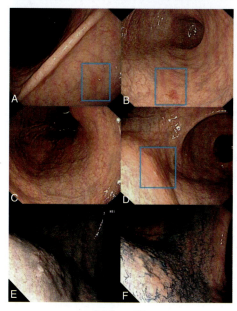

病例 16 图 1

门诊普通胃镜见胃窦、胃体小弯及前壁黏膜变薄，充分注气倒镜仍可见大弯侧皱襞肿胀，病例16图1A至病例16图1D中的大部分区域均可见黏膜下血管网。蓝色方框内（病例16图1A、病例16图1B、病例16图1D）的黏膜下血管网消失，胃窦两处病灶发红，胃体下部前壁病灶颜色同周围黏膜，但NBI下可见淡茶色改变（病例16图1E）。胃窦小弯、大弯蓝色方框内可见发红病灶，活检提示炎症。胃体下部前壁病灶（病例16图1D）白光下无明显凹陷及隆起，NBI下可见茶色及边界（病例16图1E），靛胭脂染色后可见中央凹陷，周边微隆起（病例16图1F），此处活检为高级别上皮内瘤变。

内镜精查

背景黏膜介绍：黏膜肿胀，胃体大弯侧（病例16图2 I）少量混浊黏液；因黏膜肿胀，胃窦胃体（病例16图2 A至病例16图2 J）黏膜下血管网不如第一次门诊胃镜检查清晰；胃体下部前壁病灶充分注气下已不明显（病例16图2 H）。虽然除菌治疗，背景黏膜仍提示幽门螺杆菌感染。胃腔充分注气状况下，胃体下部前壁病灶不论是在倒镜还是在正镜下观察均不明显。

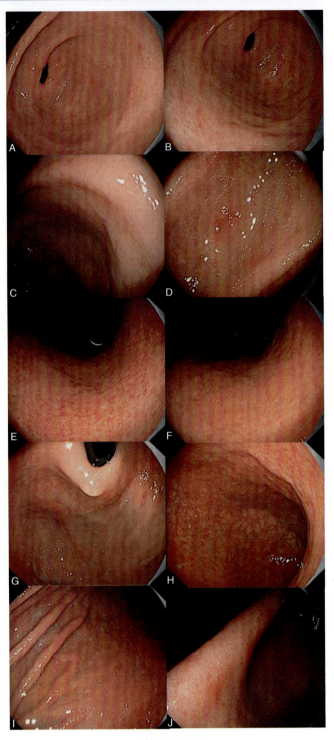

病例16图2

ME-NBI 观察病灶

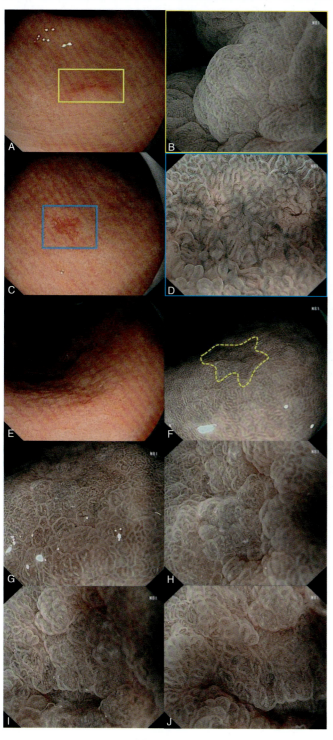

术前精细胃镜再次对胃窦小弯及大弯病灶观察，未见边界及表面结构和表面血管的异型（病例16图3A至病例16图3D），不考虑肿瘤。胃体下部前壁病灶吸气后可见微微凹陷（病例16图3E）。NBI下可见浅凹陷区域边界，呈浅茶色改变，浅凹陷周边无明显隆起及边界（病例16图3F）。弱放大下可见凹陷区域与周边平坦区域存在界线，周边平坦区域存在的边界不如凹陷处明显，但部分平坦区域仍有茶色改变（病例16图3G）。进一步放大观察凹陷区域表面结构扩大、大小不一，表面血管明显扩张、直径不一，总体呈绒毛状Loop Pattern样改变，凹陷处为活检后改变（病例16图3H至病例16图3J）。

病例16图3

进一步观察周边平坦区域，黄色区域为口侧，黄色虚线右下角为凹陷侧，左边为平坦区域，平坦区域虽可见扩张的血管（病例16图4A、病例16图4B），但表面结构和表面血管的异型性均没有病例16图3I、病例16图3J中凹陷区域明显，且无明显边界。红色区域为后侧壁，病例16图4C红色虚线左下角为凹陷区域，红色虚线右边为平坦区域，该平坦区域边界线比口侧明显，可见LBC在此处逐渐消失（红色箭头处），蓝色区域为前侧壁，病例16图4D右侧为凹陷区域，左侧为平坦区域，左边平坦区域边界线不清晰。靛胭脂染色后可见凹陷区域不染，靛胭脂染色后变换角度观察凹陷周围较第一次胃镜检查已无明显隆起（病例16图4E、病例16图4F）。

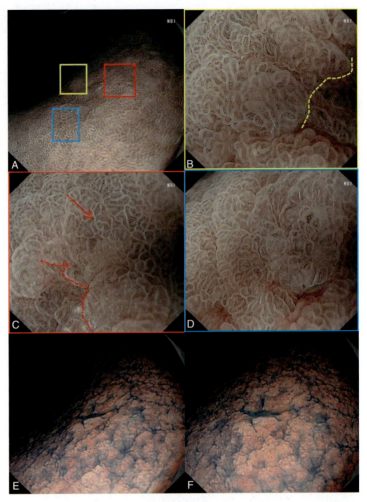

病例 16 图 4

ESD 切除标本观察

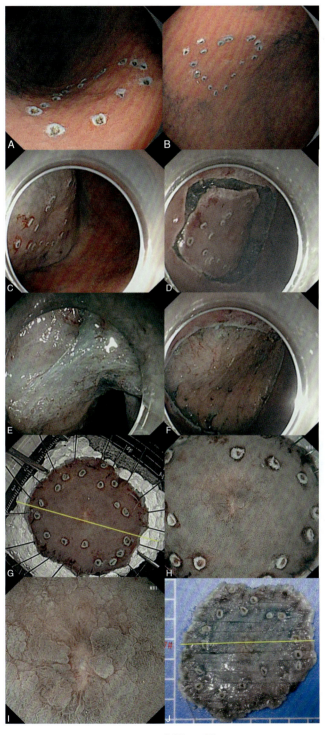

病例 16 图 5

口侧双标,在无实体显微镜时,术前标记时对前壁、后壁标记点的间距做一下调整,便于术后通过标记点进行病理复原。标记后充分注气下病灶不明显,微微吸气后方可见凹陷改变,提醒我们空气量的调节,不同角度的观察有利于发现微微隆起和凹陷的病灶。

完成黏膜下注射后充分环周切开,在口侧建立黏膜瓣后利用透明帽支撑建立剥离空间,由口侧向肛侧完成剥离(病例 16 图 5 A 至病例 16 图 5 F)。术后水肿放大观察清晰可见活检瘢痕,根据活检瘢痕部位及标记点,确认改刀部位,甲醛固定,完成整体取材后确认改刀部位位于 7 号组织条(病例 16 图 5 G 至病例 16 图 5 J)。

术后病理对照

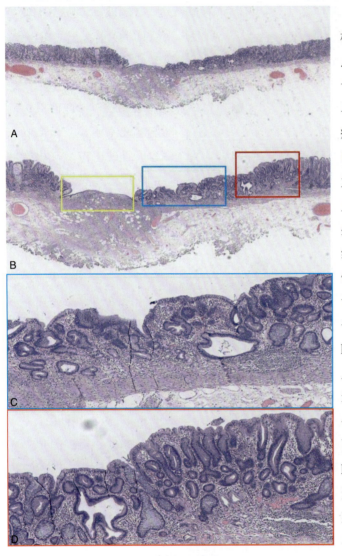

病例 16 图 6

通过术前放大及术后标本放大观察，结合标记点的识别，确认取材时 7 号组织条通过活检部位，与 HE 染色 7 号片一致。肿瘤位于 6、7、8 号组织条，以术前定位的 7 号组织条为例（病例 16 图 6 A）。可见黄框为缺失部位为活检处，右侧蓝框为凹陷区域，红框为周边平坦区域（病例 16 图 6 B）。凹陷区域不论结构及细胞的异型均较平坦区域重，和术前 ME-NBI 的观察结果一致；凹陷及平坦区域肿瘤腺体并非连续存在，部分区域与肠化腺体交替，平坦区域表面为低异型度上皮，与 ME-NBI 观察表面结构及血管异形不如凹陷区域明显是一致的；周边区域病灶高度与正常黏膜一致，与第一次胃镜靛胭脂染色可见微微隆起不一致，可能是除菌治疗后隆起部分变得更加扁平了；背景仍可见较多炎性细胞浸润，结合复查的呼气试验阳性，考虑除菌治疗失败（病例 16 图 6 C、病例 16 图 6 D）。

病例小结

　　该病灶为典型发生在幽门螺旋杆菌感染萎缩背景上的肠型胃癌，病灶位于胃体下部前壁，萎缩线附近区域，病理上肿瘤位于黏膜层，黏膜肌完整，按 WHO 诊断标准为高级别上皮内瘤变。虽然门诊及术前胃镜背景黏膜均提示 Hp 阳性，但其间已行一次四联根除幽门螺杆菌治疗，且复查 ^{14}C 呼气试验阳性，说明除菌治疗失败。不论从病灶整体形态变得扁平化，还是部分区域的边界变得不清晰，病灶的变化倾向于除菌后早期胃癌的变化，但又不完全符合。仅在少部分区域肠化腺体与肿瘤腺体交替出现，非肿瘤上皮覆盖的区域也仅在周边平坦部位出现。虽然对边界的判断有一定的影响，但对整体病灶性质的诊断无明显影响，总体上除菌治疗失败的病例比除菌后早期胃癌的诊断更容易。

参考文献

[1]Reina hba, Katsunori Iijima.Pathogenesis and risk factors for gastric cancer after Helicobacter pylori eradication[J].World J Gastrointest Oncol, 2016, 8 (9): 663-672.

病例 17　胃体小弯 0-Ⅰs

基本信息

病例提供： 李春媚　攀枝花市中心医院
病例整理： 彭廷发　武警四川省总队医院
病例指导： 刘志国　空军军医大学第一附属医院
　　　　　　陈光勇　首都医科大学附属北京友谊医院
病变部位： 胃体小弯
病变形态： Type 0-Ⅰs

病史介绍

　　患者女性，76 岁，既往体健，主因"腹痛 5 天入院"来院就诊。专科查体无特殊。碳呼气试验 Hp(-)，既往无明确除菌史。血常规、血生化未见异常。心脏彩超：左房大；主动脉瓣、三尖瓣少量反流；肺动脉高压（轻度）；左室舒张功能降低。胸片：①右肺少许纤维灶可能；②降主动脉走行迂曲；③胸椎退行性改变。腹部 CT：①肝囊肿可能；②双肾囊肿。心电图：窦性心律，ST 段改变。患者因误吞鱼刺于我院行胃镜检查提示：慢性萎缩性胃炎伴糜烂 C3 型，胃体 0-Ⅰs 型病变性质？建议精查胃镜。精查胃镜提示：胃窦黏膜红白相间，ME-NBI 观察为幽门腺结构，无萎缩，胃底体覆大量浑浊黏液，黏膜菲薄，黏膜下血管透见；ME-NBI 观察萎缩表现，呈 open 型高度萎缩，即逆萎缩，考虑自身免疫性胃炎（autoimmunegastritis，AIG）。胃体小弯 0-Ⅰs 型发红病变，大小约 20 mm×15 mm，病变边界清晰，见不规则微血管及微腺体结构。内镜诊断考虑 AIG 背景下的早期分化型胃癌。

背景黏膜情况

　　胃窦黏膜红白相间（病例 17 图 1A）。ME-NBI 模式下为幽门腺结构，无萎缩（病例 17 图 1B）。胃底体覆大量浑浊黏液，黏膜菲薄，黏膜下血管透见，呈 open 型高度萎缩，即逆萎缩（病例 17 图 1C）；ME-NBI 模式下萎缩表现（病例 17 图 1D）。内镜下背景黏膜慢性萎缩性胃炎（AIG？）。

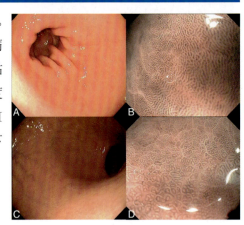

病例 17 图 1

内镜精查

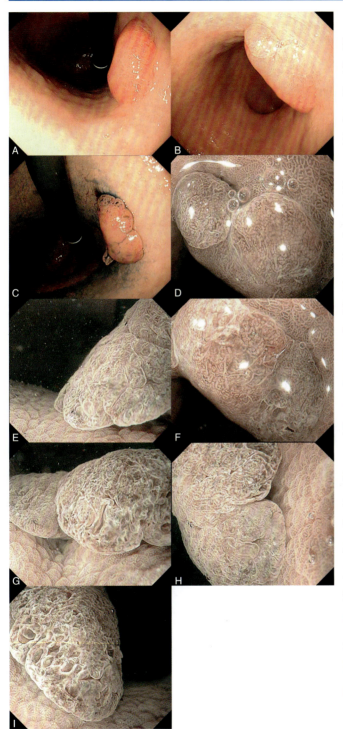

病例 17 图 2

胃体小弯 0-Ⅰs 型发红病变，大小约 20mm×15mm，病变边界清晰（病例 17 图 2 A、病例 17 图 2 B）。靛胭脂染色分叶状、颗粒状改变，形似"蜗牛"（病例 17 图 2 C）。NBI 放大模式下病变口侧：MCE 拉长，绒毛样改变（病例 17 图 2 D、病例 17 图 2 E）。病变中央：茶色明显，腺管结构密集、紊乱，可见扩张、口径不一、形状不一致的异常血管，似 Mesh Pattern（病例 17 图 2 F）。病变肛侧：可见腺管表面孔状结构，IP 增宽明显（病例 17 图 2 G 至病例 17 图 2 I）。

精查胃镜结果考虑早期分化型胃癌，病变整体柔软，局限于黏膜内可能性大，符合内镜治疗指征。AIG 除了胃癌外，还容易并发伪息肉、神经内分泌肿瘤、增生性息肉等，需注意鉴别。胃早癌最常见的类型是 0-Ⅱc 型，此例为隆起型，要除外胃型肿瘤的可能性。

术后标本

术后标本大小约 20 mm×15 mm，标记点完整（病例 17 图 3 A）。NBI 水下观察标本形态及色调特点与术前一致（病例 17 图 3 B 至病例 17 图 3 D）。结晶紫染色，边界清晰，可见不规则腺管结构，中央处茶色明显，腺管密集、紊乱（病例 17 图 3 E 至病例 17 图 3 G）。

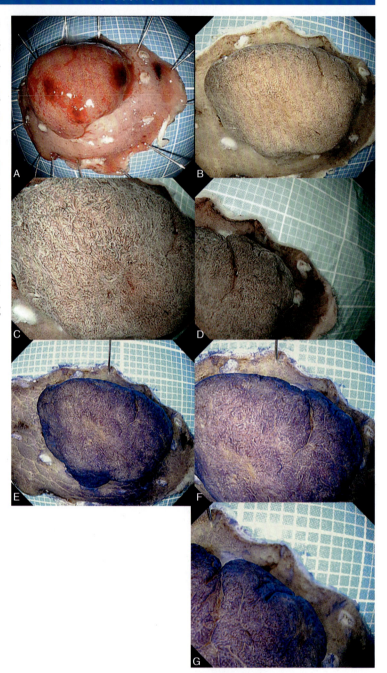

病例 17 图 3

术后内镜病理对照

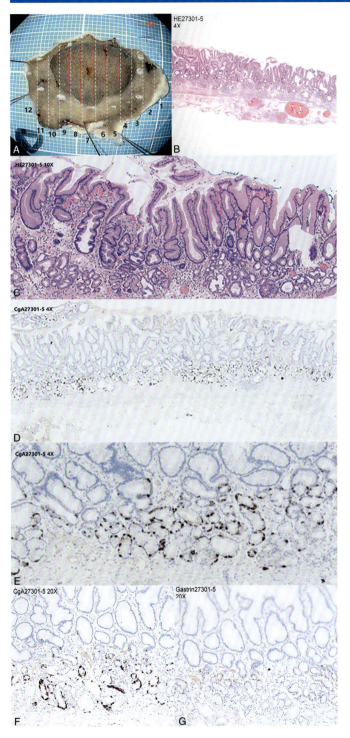

病理诊断：（胃体小弯）高分化腺癌，病变累及 4～9 条组织条，最典型为第 7～9 条组织条（病例 17 图 4 A），肿瘤局限于黏膜内，无脉管侵犯，无溃疡及瘢痕性病变，垂直及水平切缘均阴性。

背景黏膜提示泌酸腺体明显减少（病例 17 图 4 B、病例 17 图 4 C），免疫组化 CgA 显示神经内分泌细胞呈线性排列（病例 17 图 4 D 至病例 17 图 4 F），Gastrin 少许细胞（+）（病例 17 图 4 G），支持 AIG 的诊断。

病变从口侧到肛侧，均表现为高分化腺癌。中间部分内镜下茶色明显，腺管结构密集、紊乱，倾向于 Mesh Pattern（病例17图2D）；显微镜下病变呈隆起型改变，表面胃小凹上皮细胞核浆比例轻度升高，固有层腺体大小不一，大量腺体囊性扩张，这可能是病变呈现明显隆起的原因。

病变靠右侧显微镜下腺管结构也更加紊乱，扩张明显（病例17图4H至病例17图4J）；而内镜下表现为孔状结构（如病例17图2I）；显微镜下病变表层窝间部明显增宽，固有层腺体部分囊性扩张（病例17图4K至病例17图4M）。

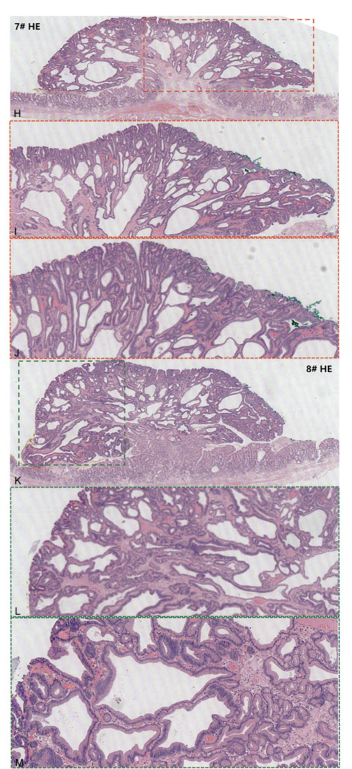

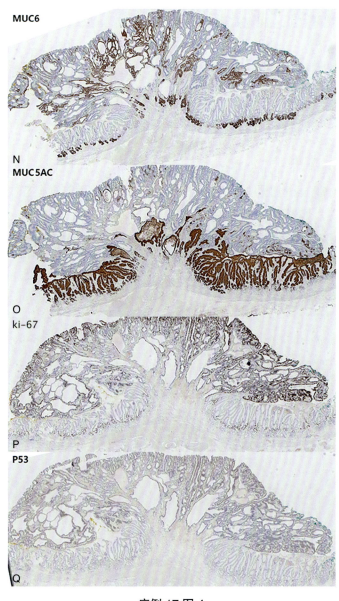

病例 17 图 4

免疫组化显示肿瘤 MUC6 少许细胞阳性，MUC5AC 阴性，Ki-67 热点区 60% 阳性，主要分布于表面。P53 少部分细胞阳性，考虑野生型（病例 17 图 4 N 至病例 17 图 4 Q）。该病变肿瘤主要位于表面，呈现明显的 Ki-67 高表达，下层扩张腺体明显处 MUC6 阳性，考虑增生的颈黏液细胞。

最终诊断

（胃体小弯）高分化腺癌，病变大小约 20 mm×15 mm；0-Ⅰs 型，pT1a，Ly0，V0；HM（-），VM（-），UL（-）；术后分级为 eCure A。背景黏膜：萎缩（+++），肠化（+），活动性炎症（-），部分区域组织学形态符合 AIG 改变。

病例小结

　　AIG 患者胃癌的发病率为 1%～3%，胃癌相对风险接近健康人的 6.6 倍。AIG 无特异性临床症状，常合并其他自身免疫性疾病。对长期胃部不适的中老年患者要引起警惕，尤其是伴有贫血的患者。当内镜及组织学检查存在胃体、胃底黏膜萎缩、上皮化生，以及神经内分泌细胞增生等表现时，要高度关注是否存在 AIG。胃体、胃底与胃窦黏膜活检对 AIG 确诊有重要意义。对已确诊或怀疑 AIG 的患者，应进行长期随访（主要为内镜随访）；对存在重度萎缩和癌前病变的患者应加强监测，必要时取黏膜活检辅助评估。此例病变就是 AIG 下的肿瘤性病变，患者目前没有贫血等症状出现，但仍要长期随访，警惕神经内分泌肿瘤的出现。

参考文献

[1] Vannella L, Lahner E, Osborn J, et al. Risk factors for progression to gastric neoplastic lesions in patients with atrophic gastritis[J]. Alimentary Pharmacology & Therapeutics, 2010, 31（9）：1042-1050.

[2] Sjoblom SM, Kokkola A, Haapiainen R, et al. The risk of gastric carcinoma and carcinoid tumours in patients with pernicious anaemia. A prospective follow-up study[J]. Scandinavian Journal of Gastroenterology, 1998, 33（1）：88-92.

病例 18　胃窦小弯 0-Ⅱc

基本信息

病例提供：姜媛媛　徐丽东　高汉青　郑州市中心医院

病例整理：彭廷发　武警四川省总队医院

病例指导：刘志国　空军军医大学第一附属医院

　　　　　　陈光勇　首都医科大学附属北京友谊医院

病变部位：胃窦小弯

病变形态：0-Ⅱc

病史介绍

患者男性，56 岁，因"腹胀 2 个月余"来我院就诊。患者 2 个月前出现中上腹胀满不适。1 个半月前当地胃镜提示胃窦小弯片状糜烂。活检提示黏膜慢性炎伴急性炎症及肠化，局部腺体轻度不典型增生。查 ^{13}C 呼气试验提示阴性。既往体健。家族史：无特殊。查体：无特殊阳性体征。拟下一步安排胃镜精查。

背景黏膜情况

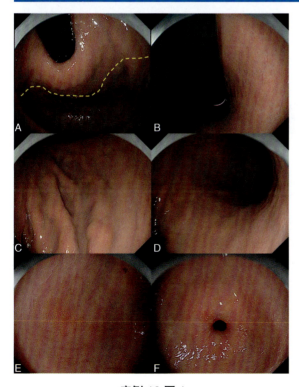

黄色虚线提示萎缩范围超过贲门，根据木村－竹本分类：O1 型（病例 18 图 1 A）。

胃体黏膜无肿胀，无黏液糊混浊，胃窦地图样发红，提示除菌后改变。与门诊查 ^{13}C 呼气试验提示幽门螺杆菌阴性相一致。考虑除菌后（病例 18 图 1 B 至病例 18 图 1 F）。

胃窦可见散在浅白色隆起，考虑为肠上皮化生背景（病例 18 图 1 E、病例 18 图 1 F）。

病例 18 图 1

内镜精查

胃窦小弯可见约1.0 cm×1.0 cm橘色病变（病例18图2 A）。0.2%靛胭脂染色显示病灶较前明显，为表浅凹陷病变（病例18图2 B）。NBI观察边界清晰。病灶位于F线外，位于萎缩肠化背景范围内，提示为分化型胃癌可能（病例18图2 C）。NBI弱放大观察边界清晰，腺管结构呈现"胃炎样"外观（病例18图2 D）。强放大观察可见IP增宽，腺管内可见不规则微血管结构（IMVP），提示癌可能（病例18图2 E）。强放大观察可见病变周边散在LBC，提示肠上皮化生背景（病例18图2 F）。强放大观察可见不规则WOS，提示癌的可能（病例18图2 G）。强放大观察中央凹陷区域腺管结构不清，可见网络样血管（病例18图2 H）。调整空气量，观察病灶足气像和乏气像，可见病变变形性很好，提示病变柔软，非延展征阴性。病变位于黏膜层可能（病例18图2 I、病例18图2 J）。

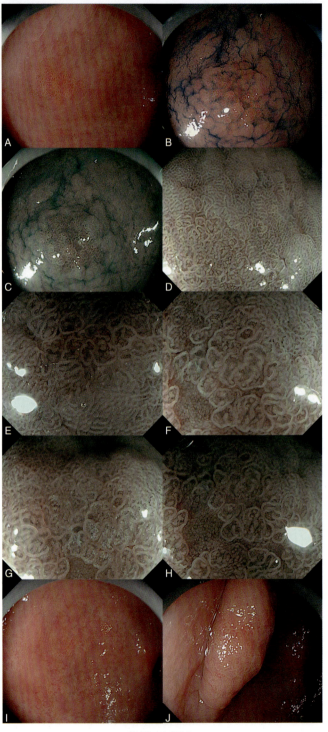

病例18图2

术后标本

病例 18 图 3

（ESD 切除标本）送检黏膜组织一块（约 3.0 cm×2.5 cm），表面见一浅表凹陷型病变(Type 0 - Ⅱ c 型,约 0.5 cm×0.8 cm)（病例 18 图 3 A、病例 18 图 3 B）。标本结晶紫染色后（病例 18 图 3 C）。对口侧红色框区域病变进行水下放大观察，可见肿瘤部位的腺管结构与周边结构相比，腺管结构有拉长，排列不规整（病例 18 图 3 D）。对肛侧黄色框区域病变进行水下放大观察，仍然可见肿瘤部位的腺管结构与周边结构相比，可见腺管结构有拉长，排列不规整（病例 18 图 3 E）。术前 NBI 放大腺管结构不可见凹陷区域为蓝色框区域，结晶紫染色后呈现为密集的小孔样、部分有拉伸的腺管结构（病例 18 图 3 F）。

术后内镜病理对照

病理诊断为高分化管状腺癌，肿瘤局限于黏膜内，无脉管系统浸润，无溃疡形成，垂直及水平切缘阴性（病例 18 图 4 A、病例 18 图 4 B）。

病灶旁边可见散在分布的 LBC，病理对照可见含有大量杯状细胞的肠上皮化生（病例 18 图 4 C 至病例 18 图 4 E）。

中央凹陷部位白区在 NBI 放大下不可见。白区的形成需要有合适的腺窝深度，合适的窝间部宽度。对照病理可见不符合上述条件，所以 NBI 放大下白区不可见（病例 18 图 4 F 至病例 18 图 4 H）。

病灶的腺管结构呈现胃炎样外观。与病理对照可见存在 ELA 与非肿瘤性上皮（non-neoplastic epithelium，NE）（病例 18 图 4 I 至病例 18 图 4 K）。

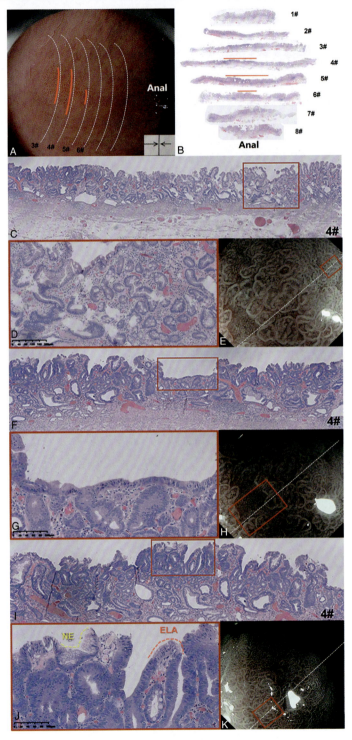

病例 18 图 4

最终诊断

高分化管状腺癌，大小约 0.5 cm×0.8 cm，0 - Ⅱa 型，pT1a，Ly0，V0；pHM（-），pVM（-），UL（-）；术后分级为 eCure A。

背景黏膜：慢性萎缩性胃炎，肠上皮化生。

病例小结

1. 八木一芳教授指出：80% 的胃早癌棕褐色（赭色）样改变，周边背景黏膜是绿色。这种癌通过 NBI 观察黏膜色调变化就能轻易判断。该例患者通过 NBI 观察棕褐色（赭色）样的变化，从而发现病变。

2. LBC 的存在提示肠上皮化生。

3. 由于 ELA、NE 的存在，除菌后胃癌的镜下会出现"胃炎样"改变。

4. 如果 WOS 呈不规则分布，高度考虑胃癌的可能。

参考文献

[1]Yagi Kazuyoshi, Nagayama Itsuo, Hoshi Takahiro, et al.Green epithelium revealed by narrow-band imaging（NBI）:a feature for practical assessment of extent of gastric cancer after H.pylori eradication[J].Endoscopy International Open, 2018, 6（11）: E1289-E1295.

[2]Uedo N, Ishihara R, Iishi H, et al.A new method of diagnosing gastric intestinal metaplasia:narrow-band imaging with magnifying endoscopy[J].Endoscopy,2006,38（8）: 819-824.

[3]Kitamura Y, Ito M, Matsuo T, et al.Characteristic epithelium with low-grade atypia appears on the surface of gastric cancer after successful helicobacter pylori eradication therapy[J].Helicobacter, 2014, 19（4）: 289-295.

[4]Yao K, Iwashita A, Tanabe H, et al.White opaque substance within superficial elevated gastric neoplasia as visualized by magnification endoscopy with narrow-band imaging:a new optical sign for differentiating between adenoma and carcinoma[J].Gastrointest Endosc, 2008, 68（3）:574-580.

病例 19 胃窦大弯偏后壁 0-Ⅱa+Ⅱc

基本信息

病例提供：王 雨 庄 坤 柴丽丽 西安市中心医院

病例整理：逯艳艳 青海省人民医院

病例指导：刘志国 空军军医大学第一附属医院

　　　　　陈光勇 首都医科大学附属北京友谊医院

　　　　　金木兰 首都医科大学附属北京朝阳医院

病变部位：胃窦大弯偏后壁

病变形态：0-Ⅱa+Ⅱc

病史介绍

患者男性，45岁，因"间断上腹部不适1个月，发现胃窦病变1周"就诊。心、肺、腹查体未见异常。既往体健，无消化道肿瘤家族史。辅助检查：肿瘤系列未见异常、胸腹部CT未见异常、^{13}C呼气试验阳性。门诊胃镜提示：胃窦隆起性病变，性质结合病理。活检病理：轻度不典型增生。与患者商议后，入院行诊断性ESD。

背景黏膜情况

胃内背景胃底区域黏膜呈弥漫性发红（病例19图1A）；胃体小弯及大弯侧可见黏膜呈弥漫性发红，轻微水肿（病例19图1B、病例19图1C）；胃体下小弯及胃角可见RAC消失，部分区域黏膜发白，点、灶状萎缩跨过胃角部（病例19图1D、病例19图1E）；胃窦四壁可见斑状发红，黏膜红白相间，萎缩不明显（病例19图1F）。整体背景黏膜考虑：幽门螺杆菌现症感染，萎缩性胃炎C2型。

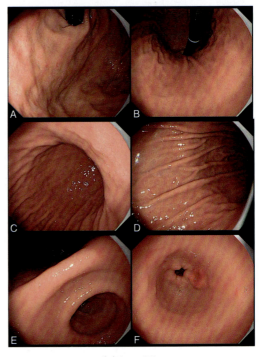

病例19图1

内镜精查

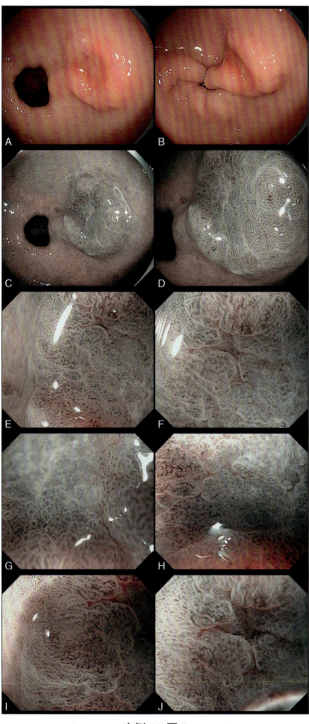

病例 19 图 2

病变位于胃窦大弯偏后壁，大小约 2.0 cm×1.8 cm，大体形态呈 0-Ⅱa＋Ⅱc 型，中央可见凹陷，周边呈缓坡隆起。改变气体量（病例 19 图 2 A、病例 19 图 2 B），可见病变延展性良好，整体柔软。病变 NBI 模式下青色调为主，肛侧区域呈褐色，抵近观察中央凹陷部分与周围隆起部分存在边界线，周围呈拉长的幽门腺结构，凹陷区域呈乳头状结构（病例 19 图 2 C、病例 19 图 2 D）。病变性质诊断不明确，ME-NBI 进一步观察。由病变肛侧开始环周低倍镜下放大观察，可见边界线存在，肛侧腺体轻微不规则，可见增粗微血管，其余区域腺体结构规则（病例 19 图 2 E 至病例 19 图 2 H）。对肛侧及中央凹陷区域进行高倍放大，肛侧区域微腺体结构尚规则，局部可见管径粗细不一、扭曲、不规则微血管结构（病例 19 图 2 I），中央区域微腺体、微血管结构规则（病例 19 图 2 J）。经 ME-NBI 观察后其肛侧区域仍不能除外肿瘤性病变，结合其活检结果提示为肿瘤性病变，行内镜切除。

术后标本

ESD 术后标本甲醛固定 24 小时后观察病变,结合靛胭脂染色从正上方及侧面观察病变呈中央凹陷,周围缓坡隆起,呈 0-Ⅱa＋Ⅱc 型,类似火山口形态(病例 19 图 3A 至病例 19 图 3C)。组织切开侧面观察可见整体色泽一致,颜色发白,与正常组织类似,与常见肿瘤性病变微黄色泽不同(病例 19 图 3E)。结晶紫染色(病例 19 图 3D)结合放大内镜观察病变表面腺体微结构(病例 19 图 3F)。口侧放大观察可见隆起部分腺管拉长,极性规则、结构排列规则(病例 19 图 3G)。肛侧放大观察,局部腺体表面微结构显示不清,考虑可能与表面上皮脱落相关(病例 19 图 3H)。中央凹陷与周围隆起表面腺体结构不同,对比差异性大,存在边界线(病例 19 图 3I)。中央凹陷区域腺体结构相对密集,排列规则(病例 19 图 3J、病例 19 图 3K)。体外倾向非肿瘤性病变。

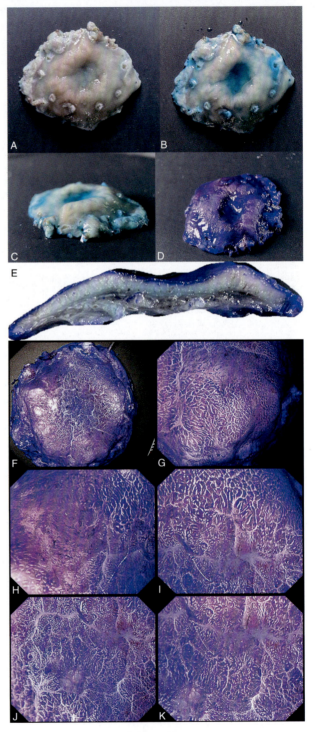

病例 19 图 3

术后内镜病理对照

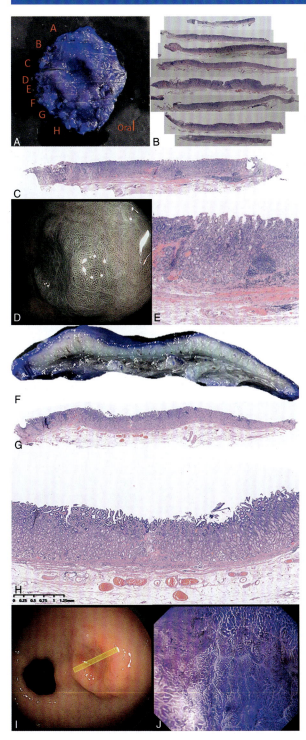

术后对病变从肛侧往口侧每间隔 2～3 mm 切一条组织，从 A 组织条至 H 组织条，共 8 条组织（病例 19 图 4 A、病例 19 图 4 B）。H 组织条，即口侧非病变区域观察周围黏膜情况（病例 19 图 4 C、病例 19 图 4 D），局部放大可见 HE 染色切片炎细胞浸润明显，局部腺体数量轻微减少，符合 Hp 感染合并轻度萎缩表现（病例 19 图 4 E）。

选取 D 组织条，肛侧疑似肿瘤性病变区域（病例 19 图 4 F、病例 19 图 4 G），对应病变位置如病例 19 图 4 I。该区域腺体结晶紫放大观察局部存在部分上皮自溶脱落，腺体结构密集，但无明显不规则微结构（病例 19 图 4 J）。HE 染色切片中倍观察可见凹陷区域病变表层存在轻微组织缺损（病例 19 图 4 H），考虑自溶可能，与内镜下观察相符，存在腺体增生，腺体结构未见明显异常，未见明显肿瘤性病变，考虑反应性改变可能大，需要进一步高倍镜视野观察细胞核形态。

病例 19 图 4

肛侧凹陷区域HE染色可见部分区域存在表面脱落（病例19图5A）；HE染色高倍观察细胞核深染，呈类圆形，仍规律排布于基底部（病例19图5B），考虑反应性改变，为非肿瘤性病变。

对口侧隆起部分进行观察（病例19图5C），对应结晶紫放大观察可见局部腺体拉长，排布规则，红色三角处可见一深裂隙结构，可作为病理区域对应标志（病例19图5D）。所对应HE染色组织为病例19图5E，中央可见一处裂隙样结构，中倍观察病变整体厚度明显增加，表面小凹上皮拉长，固有层深部可见大量幽门腺腺体增生，无肿瘤性改变（病例19图5F）。裂隙区域高倍观察可见小凹上皮增生并拉长，周围隆起部分观察可见大量幽门腺增生（病例19图5G、病例19图5H）。

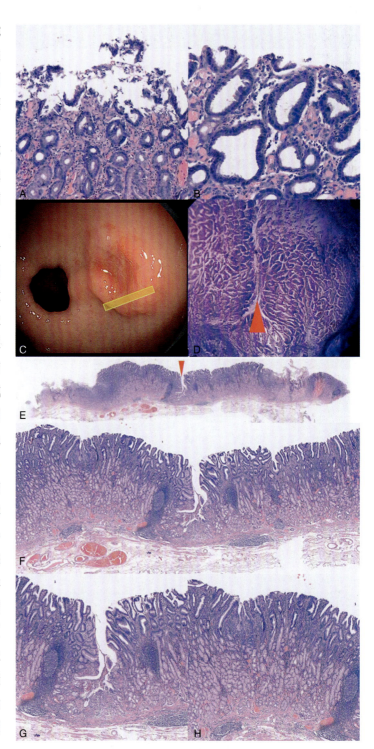

病例19图5

免疫组化

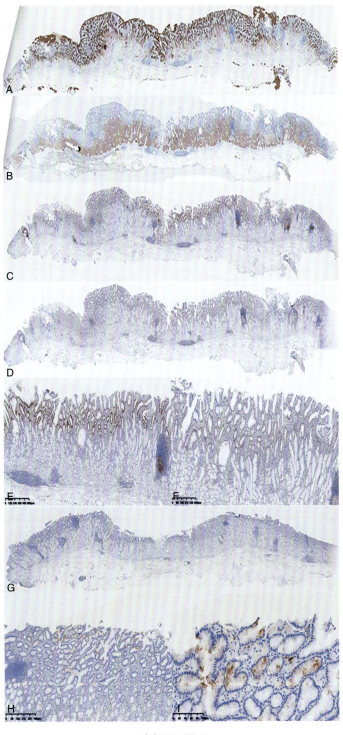

免疫组化分别对应胃 MUC5AC（病例 19 图 6 A）、MUC6（病例 19 图 6 B）、Ki-67（病例 19 图 6 C）、P53（病例 19 图 6 D）、Hp 染色（病例 19 图 6 G）。MUC5AC 及 MUC6 染色可见腺体结构排列正常，小凹上皮及幽门腺均存在明显增生。高倍观察可见 Ki-67 染色腺颈部阳性（病例 19 图 6 E），符合正常增殖表现。P53 呈野生型（病例 19 图 6 F）。Hp 染色阳性。高倍观察可见棕色杆状菌体大量附着于小凹表面（病例 19 图 6 H、病例 19 图 6 I），提示幽门螺旋杆菌现症感染。

病例 19 图 6

最终诊断

胃窦炎性增生性病变，黏膜中－重度慢性炎症伴急性炎症，局部糜烂，Hp（＋），P53 野生型，Ki-67 隐窝基底部阳性。

病例小结

1. 重视 Hp 感染对病变形态的影响，Hp 现症感染对肿瘤性质、深度诊断存在干扰，需综合肉眼形态、白光及 NBI 下病变色泽，以及放大内镜综合判读，常规放大在诊断时有着重要价值。

2. 需谨记：活动性炎症（Hp 感染、胆汁反流、药物因素）有时可以让炎症比肿瘤更像肿瘤。

3. 对于活动性炎症背景的病变活检有重要意义。

4. 重视区分真正的肿瘤与非肿瘤，病理诊断谨慎使用上皮内瘤变、不典型增生等概念，并加强临床、病理之间的密切沟通合作。

参考文献

[1]Kenro Kawada1，Miwako Arima，Ryoji Miyahara，et al.Effect of adding magnifying BLI，magnifying NBI，and iodine staining to white light imaging in diagnosis of early esophageal cancer[J].Endosc Int Open，2021，9：E1877-E1885.

[2]Kadowaki S，Tanaka K，Toyoda H，et al.Ease of early gastric cancer demarcation recognition：A comparison of four magnifying endoscopy methods[J].Journal of Gastroenterology and Hepatology，2009，24（10）：1625-1630.

病例 20 胃部多发病变

基本信息

病例提供：余　珊　攀枝花市中心医院

病例整理：王　雨　西安市中心医院

病例指导：刘志国　空军军医大学第一附属医院

　　　　　　王　雷　南京大学医学院附属鼓楼医院

　　　　　　陈光勇　首都医科大学附属北京友谊医院

病变部位：病变1：胃窦后壁　　病变2：胃窦小弯　　病变3：胃底近贲门

病变形态：病变1：Type 0-Ⅱc　病变2：Type 0-Ⅱb＋Ⅱc　病变3：Type 0-Ⅱc

病史介绍

患者女性，79岁，主因"反酸烧心、上腹痛1年"入院。患者反复出现反酸、烧心、上腹痛1年余，伴恶心不适，治疗经过具体不详（长期间断服用抑酸药），无缓解来我院。常规胃镜发现胃多发病变。既往高血压4年，控制尚可。个人史、家族史无特殊。术前检查：^{13}C呼气试验阴性。心电图：窦性心律，ST段改变。心胸CT：双肺少许纤维炎变灶。腹部彩超：未见异常。心脏彩超：左房大，室间隔偏厚，主动脉瓣退行性变。

背景黏膜情况

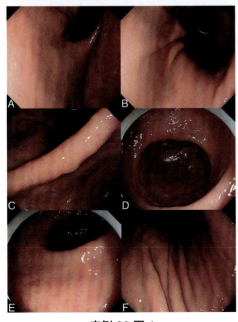

胃底体黏膜充血水肿，无明显弥漫性发红及点状发红（病例20图1A、病例20图1B、病例20图1F）。萎缩累及胃角部，胃大体小弯侧（病例20图1C）。胃窦黏膜白相增多（病例20图1D、病例20图1E）。检查时患者胃内存在大量的胆汁，无浑浊黏液，可见黄色素瘤（病例20图1D）。患者长期反流，间断服用抑酸药，呼气试验为阴性。胃黏膜的充血水肿，考虑和严重的胆汁反流有关，无直接Hp感染依据，因此考虑目前Hp阴性，但结合胃内存在明显萎缩及黄色瘤，符合Hp既往感染表现。萎缩诊断分型为C2型。

病例20图1

内镜精查

病变1：胃窦后壁。病变大小约 1.0 cm×1.2 cm，呈 0-Ⅱc 型，白光表面色泽发红，中央凹陷，伴自发性出血，周围可见反应性隆起（病例20图2A）；NBI 观察病变呈茶褐色，边界清楚，呈棘状不规则（病例20图2B）。放大可见病变内微结构显示不清，微血管扭曲扩张，呈网格样（病例20图2C、病例20图2D）。

病变2：胃窦小弯。病变大小约 1.2 cm×1.0 cm，呈 0-Ⅱb+Ⅱc 型，白光下色泽轻微发红，中央凹陷，周围平坦（病例20图2E）。NBI 观察病灶呈茶褐色，白光及 NBI 下边界不清楚（病例20图2F、病例20图2G）；放大下边界仍不清，病变内微血管有异型性，呈网格样血管（病例20图2G、病例20图2H），符合除菌后胃癌表现。

病变3：胃底近贲门。大小约 0.6 cm×0.8 cm。呈 0-Ⅱc 型，白光下呈中央凹陷，边缘隆起（病例20图2I）；NBI 下可见病变边缘隆起的结构形态、方向规则，考虑为非肿瘤的反应性隆起（病例20图2J）；病变凹陷内放大下可见网格样血管，考虑分化型早期胃癌。

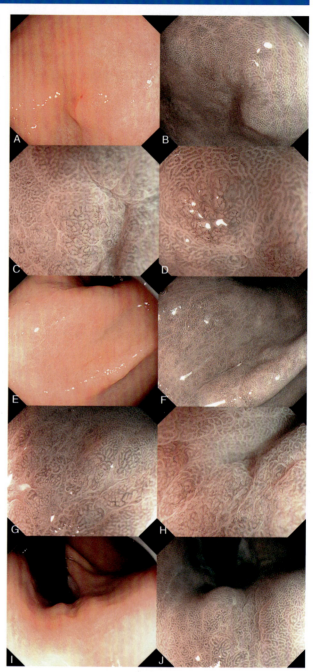

病例20图2

术后标本

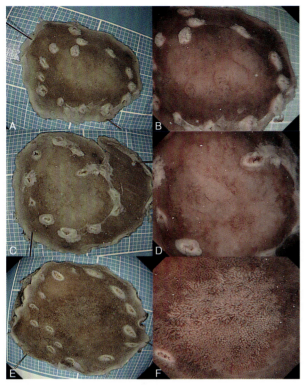

病例 20 图 3

术后离体标本固定 24 小时后再次进行水下观察。

病变 1：白光观察，病变色泽发白，边界清楚，NBI 观察病变呈茶褐色（病例 20 图 3 A、病例 20 图 3 B）。

病变 2：白光观察，病变色泽发白，病变范围及边界较体内清晰，NBI 下病变呈茶褐色，范围边界清晰，病变具有一定边界，整体呈浅表凹陷，部分区域平坦（病例 20 图 3 C、病例 20 图 3 D）。

病变 3：白光及 NBI 下病变边界均清楚可见，NBI 下可见密集排列小凹样微结构（病例 20 图 3 E、病例 20 图 3 F）。

在除菌的萎缩性胃炎背景上，因容易出现小片肿瘤性病灶，其非放大状态下的色调观察非常重要。本例病变在体内白光观察时，强调模式设置的是 A3，色调差显示得不够明显，体外标本更清楚些，无论是白光还是 NBI 都能看到清晰的褪色调改变，这可能是发现早癌的关键，同时也提醒我们在进行内镜检查时，选择合适的强调模式（> A5）是非常重要的。

术后内镜病理对照

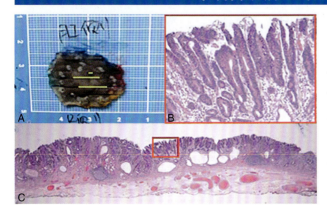

病变 1 复原图（病例 20 图 4 A）：低倍镜下显示癌腺管在黏膜内，排列成腺管状（病例 20 图 4 C）；高倍镜显示部分细胞核增大、异型，核仁明显，局部癌腺管直，管状结构垂直于基底侧，胃小凹间距较一致（病例 20 图 4 B）。

病变 2 复原图（病例 20 图 4 D）：病变整体位于黏膜内（病例 20 图 4 F）；组织条病变中央见不规则的腺腔样结构，表面窝间距不一致（病例 20 图 4 E）。

病变 3 复原图（病例 20 图 4 G）：管状结构的癌腺管垂直于基底侧，胃小凹间距较一致（病例 20 图 4 I）。高倍观察局部腺管扭曲、异型，细胞核增大、核仁明显，符合高分化管状腺癌表现（病例 20 图 4 H）。

病变表面腺体存在肿瘤与非肿瘤交替区域（病例 20 图 4 J），符合除菌后胃癌病理表现。

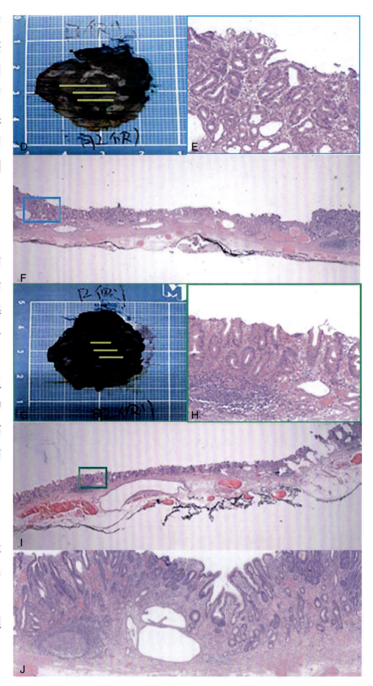

病例 20 图 4

免疫组化

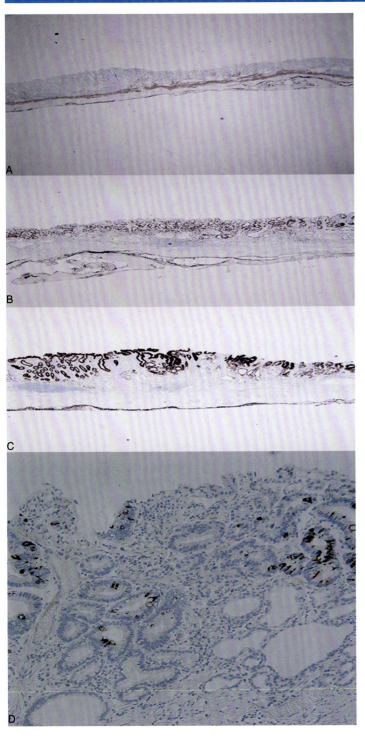

以病变 2 免疫组化为例，Desmin 显示黏膜肌层完整，肿瘤未突破黏膜肌层，位于黏膜内（病例 20 图 5 A）。Ki-67 肿瘤区域广泛阳性（病例 20 图 5 B）。MUC5AC 肿瘤区域阳性（病例 20 图 5 C）。MUC2 部分区域阳性（病例 20 图 5 D）。病变 1 及病变 3 免疫组化结果与病变 2 相同。整体黏液表型为胃肠混合型。

病例 20 图 5

最终诊断

部位：胃窦后壁、胃窦小弯、胃底近贲门。

形态：0-Ⅱc、0-Ⅱb＋Ⅱc、0-Ⅱc。

大小：约 1.0 cm×1.2 cm、1.2 cm×1.0 cm、0.6 cm×0.8 cm。

组织学类型：高分化管状腺癌。

黏液表型：胃型为主胃肠混合型。

浸润深度：黏膜内癌。

水平、垂直切缘阴性，脉管侵犯（-），无溃疡，周围黏膜部分腺体肠化伴萎缩。

免疫组化：MUC5AC（＋），MUC2（少许＋），Desmin（黏膜肌完整），CD34、D2-40 未见脉管侵犯，Ki-67（＋，70%）。

病例小结

1. 由于多发性胃癌发病率较低，导致其漏诊率较高，因此临床在术前及术中检查时应时刻谨记多发性胃癌的危险因素，以防止漏诊多发性病灶，特别是直径较小的病变。

2. 60 岁以上的老年男性患者，进行内镜检查时需要更加精细，警惕同时性多发早期胃癌存在的可能，当发现直径不超过 2 cm 的癌性病灶时，需警惕多发病灶存在的可能。

3. Hp 清除后萎缩性胃炎环境中多发病灶的发生率较高，多数为平坦型的小病变，色调差可能有助于发现病变。

参考文献

[1]Shi Q, Sun D, Cai SL, et al.Clinical analysis of endoscopic submucosal dissection for the synchronous multiple primary early cancers in esophagus and stomach：12 cases report[J].J Laparoendosc Adv Surg Tech A, 2018, 28（9）：1068-1073.

[2]Mizuguchi A, Takai A, Shimizu T, et al.Genetic features of multicentric/multifocal intramucosal gastric carcinoma[J].Int J Cancer, 2018, 143（8）：1923-1934.

[3] 季加孚,王安强,步召德,等.同时性多发性胃癌的诊疗进展[J].中国肿瘤临床,2019,46（2）：64-68.